# 《伤寒杂病论》解读

吕志杰 编著

人民卫生出版社
·北京·

图书在版编目（CIP）数据

《伤寒借治论》解读 / 吕志杰编著. -- 北京：人
民卫生出版社，2024.6. -- ISBN 978-7-117-36442-3

Ⅰ. R222.29

中国国家版本馆 CIP 数据核字第 2024YA9686 号

人卫智网　www.ipmph.com　医学教育、学术、考试、健康，
　　　　　　　　　　　　　　购书智慧智能综合服务平台
人卫官网　www.pmph.com　人卫官方资讯发布平台

《伤寒借治论》解读
《Shanghan Jiezhilun》Jiedu

编　　著：吕志杰
出版发行：人民卫生出版社（中继线 010-59780011）
地　　址：北京市朝阳区潘家园南里 19 号
邮　　编：100021
E - mail：pmph @ pmph.com
购书热线：010-59787592　010-59787584　010-65264830
印　　刷：北京华联印刷有限公司
经　　销：新华书店
开　　本：710×1000　1/16　印张：12.5
字　　数：218 千字
版　　次：2024 年 6 月第 1 版
印　　次：2024 年 7 月第 1 次印刷
标准书号：ISBN 978-7-117-36442-3
定　　价：49.00 元

打击盗版举报电话：010-59787491　E-mail：WQ @ pmph.com
质量问题联系电话：010-59787234　E-mail：zhiliang @ pmph.com
数字融合服务电话：4001118166　E-mail：zengzhi @ pmph.com

## 作者简介

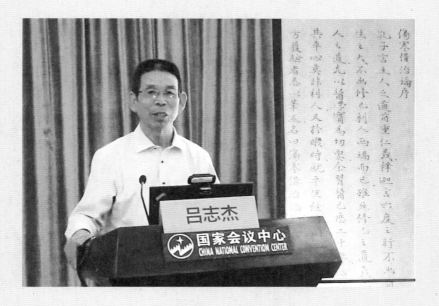

## 吕志杰

1952年生,河北省廊坊市文安县人。河北中医药大学教授、主任医师、硕士研究生导师,第六批与第七批全国老中医药专家学术经验继承工作指导老师、国家级中医优秀临床人才指导老师、河北省名中医。1977~1988年在河北省中医院内科从事临床工作;1988~2012年在河北中医学院(现河北中医药大学)从事《金匮要略》教学并坚持临床;退休后2012~2021年为海南省中医院特聘专家;2022年起被聘为河北中医学院(现河北中医药大学)国医堂特聘专家。

吕志杰教授近半个世纪以来,热心临床、精心教学、潜心著述,专注于仲景医学的研究。临床上擅长以经方、经方与时方合用治疗热性病、内科病、妇人病等。注重教书育人、为人师表,参编全国高等中医药教育教材5种。科研上荣获省厅级科技成果奖4项。学术上发表专业论文上百篇,编著、主编专著20余部,如《仲景方药古今应用》《伤寒杂病论研究大成》《中医经典名医心悟选粹》《经方祖药通释与应用丛书》等。

吕志杰教授虽年逾"古稀",心心念念的还是中医药事业。为了传承发展中医药事业,老骥伏枥,壮心不已,著述不休,临证不止,授徒施教,服务民众,鞠躬尽瘁。

## 内容提要

《伤寒借治论》是晚清至民国时期的医家张有章所著。全书载经方医案 50 则,用方 13 首,其医案新奇,分析精辟,学术水平之高,价值之大,非凡也。本次整理以北京中医药大学图书馆馆藏《伤寒借治论》石印本为底本,以作者家藏《伤寒借治论》手抄本为对校本,经过精心校勘、详细注释,精辟解读编写而成。书中对《伤寒借治论》每一个医案分别从医案注脚、引经校注、读案心得、相关条文等方面进行解读阐释。特别是"读案心得",是作者经过反复研读,结合临床经验,对张氏医案进行精辟解析,内容翔实,观点新颖,启迪后学。为便于读者进一步了解张有章的生平、著作、学术思想、医案特点等,书末附有相关文章论述。本书的整理出版,志在使蒙尘的"真金"重放光彩,以弘扬经典经方。

傷寒借治論序

孔子言夫人之道莫重仁義釋迦言六度之行不出自利、他是人
生之大不出修己利人兩端而已雖然修己之道莫於多術至若利
人之道無以醫學為切要余習醫已應二十年活人不下萬計推
其市心負非利人人於暇時就平生經治諸症凡屬借用傷寒論諸
方獲驗者忑以筆述名曰傷寒借治論約其用意則有四為一曰寧
慎勿忽爰之意也為必深通醫理始可治病又必善用醫方乃能療病
故而蒙方肥藥事就最雜世偉之方無慮千萬求其能明陰陽造化
之理浮沉升降之旨要唯內經十二方傷寒論一百十三方金匱要

傷寒借治論叙

儒家有孔子醫家有仲景皆世所称為聖人者也仲景傷寒論之作

名雖區分而極寶則搭治百病桐陽少習兩部因注箋必直訓詁巡

編稽儒先諸書鈞不能用以釋于思求删經解祛困院粟月窮歲雜

樹塙例心力俱頼病患咳血易攻黄岐聊治一身仲景之神眇桐陽

故得深搜之而先王父臨川公母舅唐鋪局公六所以之要戊故懐

今所以弗敢忘也余何舉世之業醫者多泥其应而泪其深讀其粗

而道其精遂囿以遠舶未醫術流入中土奇炫辟剖技煉金石俗子

庸夫月目漸移而華邦故有氣化之学反昧々而蔑眎之此人民野

手抄本图片展示

# 傷寒借治論卷上

廣南張有章文希著　　　　男　喜勛尹氏參訂

## 借桂枝加附子湯治少腹痛證論

戊申奉委以征倭虢起石柱甫振旅店日高暮歇未定微閒有人呻
痛呻問之旅店知為東郭郝壽五之妻患少腹痛也方問答閒痛
五畫至因謂余曰拙妻身受此病已歷三年每於病將作時必惡寒
遺溺頻欻日而痛不衰經醫美算卒勗效今蒙存問以知醫而求四
為念者能不一行救之乎徃為診之尺脈沉遲而細乃以桂枝加附
子湯温三數劑而痊。

虞瀉張有章文希著

男　壽勳　尹民　參訂

## 借理中湯治口渴證論

陳曉詹患吐瀉既愈而口渴屢服麥冬天花粉天冬元參生地等藥
不解有醫者咎以服五苓湯陳疑之詎其友徐雨臣免余誠決余否
三不聽連服三劑渴反甚詣余以理中湯主之陳見方有乾薑
深為畏忌不令用藥和飲徐二服之服至五劑渴漸減乃以此法服而愈
論曰渴症之見於傷寒論桂二不同有胃中燥熱而渴如白虎加人
參湯証者有陽明少陰燥熱而渴及猪苓湯証者有膀胱氣陽不能

# 郝　序

国家中医药管理局 2003 年启动的全国优秀中医临床人才研修项目，至今已经有四批学员完成了研修任务，他们已经成为全国各地中医学术和临床诊疗的优秀人才，为中医事业的传承创新发展做出了承前启后的贡献。为了实现优才项目的培养目标，要求学员以"读经典、做临床、跟名师、强素养"为主要内容。如何"读经典、做临床"？怎样把经典中的理、法、方、药精准而创新地运用到临床诊疗之中，历代医学大家留下了许多示范性的著作，都值得我们学习和借鉴。

近日收到河北中医药大学吕志杰教授的《〈伤寒借治论〉解读》书稿，读后令人十分欣喜，在此借用明代赵开美见到宋版《伤寒论》时说的"不啻拱璧"表达我的心情，意思是说这无异于两手拱抱的一块大玉璧。

《伤寒借治论》为清末民初的著名医家张有章所著，是一本借用《伤寒论》的经方，治疗内、妇、儿、外与五官（目、咽喉、耳、齿）等诸科疑难杂病及危重症的医案著作。张氏在《凡例》中说："凡用时方而愈者不录；用伤寒方悉如原证者不录；用伤寒一方同治一症虽痊数人，只录其一；又伤寒方前人已言能治某病仿用而验者，亦不录。"可见其所录医案，皆是《伤寒论》经方的创新拓展应用。他还说："古今医案，皆只详记证治，每于用方之意，隐而不宣。兹论所载每方之中，案以叙述其证候，论以发明其意旨。欲令阅者知意所在。"也就是说，张氏不仅记录了创新发展应用经方的医案，还阐述了创新发展应用经方的理论分析和思维过程，让读者知其然，又知其所以然。不仅授之以鱼，而且授之以渔。这对优才学员和中医临床医生创新性思维的培养，很有借鉴意义。

中医学扎根于中国传统文化的沃土上,其防治疾病,不是简单的经验积累或技术传承,而是有着丰富的理论基础和思想内涵。吕志杰教授不辞辛劳,对《伤寒借治论》进行了精心校勘、详细注释,并附以"读案心得"。尤其是"读案心得",和原作者"发明其意旨"灵魂沟通,心领神会之,探微索隐,撷英咀华,颇能启迪后学。吕教授总结了《伤寒借治论》全书50个医案的九个特点,从这九个特点中,体现了临床医师如果有志于创新发展,就应当有丰厚坚实的医、易、儒、道等中国传统文化之理论基础和功底,以及对释家文化的深刻理解。否则只能是照猫画虎、照书开方的医工、医匠而已。

总之,《〈伤寒借治论〉解读》一书是如何"读经典、做临床"之医案范例,是临床树立创新性思维的样板。如此杰作,谨向国家优才研修项目的学员们及所有的中医临床医师们郑重推荐。也真诚地感谢吕志杰教授为中医药事业的发展又做了一件大好事。在本书即将付印之际,欣然为之序。

郝万山

(北京中医药大学教授)

2024 年 1 月 15 日 北京

# 编写说明

笔者由于家庭需要,更换了新居。在准备搬家拾掇满屋几十年的藏书时,我意外发现,一个袋子里装着两本用宣纸、竖版、蝇头小字毛笔抄写的《伤寒借治论》,字迹飘逸俊秀。细心翻阅之,甚喜!其水平之高,价值之大,非凡也。

《伤寒借治论》为生活在晚清至民国时期的医家张有章所著。该书首为自序、尹叙、贺序,继之为凡例、目录,正文分为卷上与卷下。全书载经方医案 50 例,用方 13 首。其医案之新奇与引经据典分析之精辟,令人赞叹!经过了解,此书之"石印本"只有北京中医药大学图书馆与几所创建较早的中医院校有收藏,目前市面上未见有正式出版的相关版本。因此,《伤寒借治论》之石印本可谓珍本,而笔者手中的手抄本很可能是孤本了。基于上述状况,笔者心中的历史责任感油然而生,志在使蒙尘的"真金"重放光彩,以弘扬经典与经方,经与人民卫生出版社相关编辑沟通,提出整理出版意向,选题顺利通过。

真要着手编写,我又有点发怵了!编写好本书,谈何容易!因为,完成这项"挖掘"工作有许多"难题",但转念一想,"天下无难事,只怕有心人"。边干边学,迎难而上,坚韧不拔,取得成功,这是我几十年著述的经历。如果要问,有哪些难题呢?编写的艰辛过程,我归纳为六难:

第一,手抄本楷书、行书、草书参差书写,辨认之难也。

第二,手抄本简体字、繁体字、异体字兼有,辨识之难也。

第三，手抄本是传统的竖排版，书写清秀，文句之间只有逗号，段尾为句号，以标点符号规范之难也。

第四，《伤寒借治论》三个序文等内容，文句艰深，理解之难也。

第五，《伤寒借治论》医案之"论"，即案例分析，悉遵《黄帝内经》与仲景书，但所引录多为只言片语，引经校正之难也。

第六，《伤寒借治论》医案之"论"，涉及儒学、佛学及《易经》等内容，解读之难也。

针对上述"六难"，笔者解决的方法有四：一是通过互联网搜索答案，对其书法、字体及难解的文句，逐字逐句辨认、辨识与理解之，达到准确，才肯罢休。二是带着问题查阅《说文解字》等工具书。三是查阅相关书籍。四是对上述三点解决不了的难题，再求教于有造诣的刘振永、白海德、孟庆山等师长。

解决了上述"六难"之后，笔者对于《伤寒借治论》每一个医案的解读，分别做了以下四个方面的工作：

【医案注脚】 注脚为医案中括号内所加的内容。其内容有三点：①对于医案及其分析之生僻字词加入拼音、同音字及字义解释，多音字也加上注脚。②对其繁体字与异体字，有的以注脚说明之，有的径直改为目前通用的规范简化字。③尔后获得本书石印本，将石印本与手抄本认真"对校"，凡内容不同之处皆说明之；个别明显错字的，予以径改。

【引经校注】《伤寒借治论》全书 50 个医案（诊治经过）之后，则为"论……"，即对医案之脉因证治的精辟分析，其内容多是引录《黄帝内经》及仲景书相关原文，间有儒学、佛学、《易经》之引录。笔者校正后发现，其引录内容，多是简短节录，引文有的内容存在问题，经文之义难明。鉴于上述问题，笔者逐条逐句逐字查阅原著，引录相关原文"校正"之，并对有必要的加以注释。

【读案心得】 本书之每一个医案，几乎都有超凡脱俗的价值，读之令人开悟而受益无穷。笔者反复研读，心领神会后，将心得叙述之，谓之"读案心得"。

【相关条文】 对 50 个医案所涉及的 13 个经方，均在第一个医案之后附有《伤寒论》的相关条文、方药用法，以便于读者参阅。

另外，本次整理对石印本文前位置及目录按照现代出版要求进行了微调和统一；书后增列"附文"。附文主要是为了帮助读者了解张有章的生平、著作、学术思想，了解本书之医案特点，了解本书之石印本与手抄本的不同价值，也为了让协助我校阅书稿的弟子们之读后感与读者朋友们分享，撰写而成。

对于上述工作，由于自己的专业水平所限，对《伤寒借治论》解读不妥，甚至有误之处，诚请明哲指正。

在此特别说明，上述石印本是通过友好关系，喜获北京中医药大学图书馆古籍室之"石印本"的电子版。我最得意的研究生班光国副教授(毕业后留在我工作的《金匮要略》教研室，工作期间又拜名师攻读博士，现为第七批全国老中医药专家学术经验继承人，他人到中年，在教学、临床上相当出色)按照整理要求，以石印本为底本，以手抄本为对校本，将书稿逐字逐句认真核对。之后我又复核校对内容，并将手抄本与石印本相异的内容，在原著括号内加以说明。

本书恳请首都国医名师郝万山教授审阅并赐序文，并请河北中医药大学副校长李永民教授审阅。我的 10 余名新老得意弟子分别校对了书稿，提出问题，我再适当修改。他们是：郭秋红教授，第七批全国老中医药专家学术经验继承人朱小静与葛美娜，第五批全国中医临床优秀人才贾庆宇，三名博士张仕杰、谭展望与张琪琛，三名硕士管媛媛、张春阳与苏佳硕，以及马洪仕医师等。在此，向为本书的精心打磨做出贡献、为本书的出版提供支持的同仁们深表谢意！

吕志杰

2024 年 2 月

# 目　录

## 卷下 63

# 附文 133

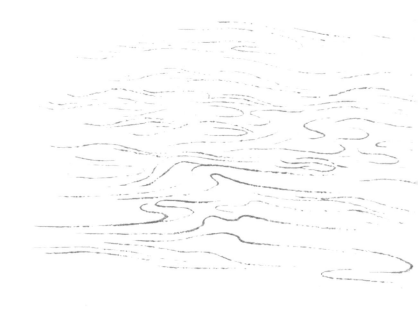

傷寒借治論序

孔子言立人之道曰重仁義釋迦言六度之行不出自利利他是人

生之大不出修己利人兩端而已雖然修己之道故次多術至若利

人之道尤以醫學資為切要余習醫已應二十年活人不下萬計推

其求心真非利人又拾暇時就平生經治諸証凡屬借用傷寒論諸

方獲驗者著之篇述名曰傷寒借治論約其用意則有四焉一曰寧

慎勿嘗之意也蓋必深通醫理始可治病又必善用醫方乃能療病

故而製方配藥事號最難世傳之方無慮千萬求其能明陰陽造化

之理浮沈升降言皆憂唯內經十二方傷寒論一百十三方金匱要

卷 首
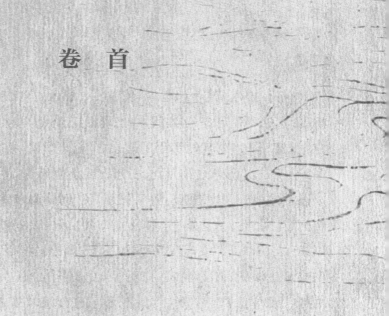

# 自　序

　　孔子言立人之道，首重仁义（《易经·说卦传》："昔者圣人之作《易》也，将以顺性命之理。是以立天之道，曰阴与阳；立地之道，曰柔与刚；立人之道，曰仁与义"）。释迦言六度之行，不出自利利他（《华严经》云："想要达到福慧圆满，要从自利利他开始。自利需要布施、持戒、忍辱、精进、禅定、般若这六度法门"）。是人生之大，不出修己利人两端而已。虽然修己之道，教亦多术；至若利人之道，允以医学实为切要。余习医已历二十年，活人不下万计，推厥（手抄本作"其"）本心，莫非利人。又于暇时，就平生经治诸证，凡属借用《伤寒论》诸方获验者，悉以笔述，名曰《伤寒借治论》。约其用意则有四焉：

　　一曰，宁慎毋（手抄本作"勿"）妄之意也。盖必深通医理始可治病，又必善用医方乃能疗病。然而制方配药，事号最难，世传之方，无虑千万，求其能明阴阳造化之理，浮沉升降之旨，要唯《内经》十三方，《伤寒论》一百十三方，《金匮要略》二百四十三方，足以当之，余则不过汇集药品，了无意义。何得谓方？唯是方之难于制配也。如此，方之难于尽美也；如彼，矧（shěn 审：况且）在吾侪（chái 柴：吾侪是指我辈）材疏浅浅，草创新方，力实不逮，因袭古方识或可及，故于临证辄择古方而借治之，盖慎之也。或曰井田封建古制（手抄本无"古制"两字）既不可再复，仲景伤寒古方又可过泥。抑知井田封建原为经国之制，故必随时推移，仲景伤寒乃治民生之疾，斯则终古不变，事非一律，何可强同？

二曰，用简御繁之术也。八卦（名称：乾、坤、震、巽、坎、离、艮、兑。用来象征天、地、雷、风、水、火、山、泽八种自然现象。以天地为"父母"，其余为"六子"，说明世界的生成根源）之兴，由太极而生两仪，两仪生四象，四象生八卦，重为六十四卦，引伸（古通假"申"）触类，参伍错综，则互体卦变斯尚而卜筮（shì 室：古代用龟甲占卜叫卜，用蓍草占卦叫筮，合称卜筮）之用，广大悉博，无不具备矣。六书（指象形、指事、会意、形声、假借、转注六种造字方法）之起，由象形有指事，因象形、指事有会意，合象形、指事、会意有谐声（即"形声"），同意相受（手抄本作"授"。受、授为古今字，初无"授"，后有之。按今义，此处当为"授"），依声托事（假托他事），则转注、假借遂出，而文字之行，展转互通，不虞竭蹶矣。夫八卦至互体卦变而止，六书至于转注假借而极，过此以往，莫之或加。亦以损之固绌于用，增之虽多奚为？唯是天地之物既夥（huǒ 伙：多），人事之变复殷，徒揣其本，如治丝必自棼（fén 汾：通紊），若挈其纲，斯有条而不紊，万事尚犹如此，医事何莫不然？且疾病之生，纵云万变，病象所见，不外六经，搹（音义同"扼"：抓住）其六经之方治其万变之病，操此之术以简御繁，既免师心自用之讥，又循信而好古之言，学古有获，谁曰不宜？设徒逐末忘本，妄制方剂，适以迷惑心志，多歧亡羊。陈念祖曰：《伤寒论》之六经，乃百病之六经，非伤寒所独也。《金匮》以《伤寒论》既有明文，不复再赘，读者当随证按定六经为大主脑（可理解为核心思想），而后认证处方，方得其真谛。至哉言乎！推陈氏之意，亦曰治病宜以《伤寒》为主，《金匮》为辅，相互为用，而后乃能运用不穷，何须增益新方耶？

三曰，以还古人之旧也。窃（谦辞，称自己）尝考之上古方书，久失其传，仅《汉书·艺文志》载有《汤液经》出于商伊尹，而皇甫谧称仲景论伊尹《汤液》为十数卷，可知《伤寒论》乃伊尹之遗方也，又可知伊尹之遗方本非专治伤寒也。而仲景因著《伤寒论》集而存之，以著其用，推而演之以尽其变，则为仲景之借用也。推之伊尹制方，原欲括治（手抄本无"治"字）百病，仲景借用乃以专治伤寒，抑六经诸证病情万变，仲景既难悉举，靡（mǐ 米：没有）遗古方妙用泛应曲当。吾侪何妨因证借治，是故仲景借用伊尹之方，乃穷伊尹之变也，吾辈借用仲景之方，乃复伊尹之旧也。

四曰，以矫今医之陋也。今之医者，或曰古人之方不可以治今病者有之；或曰伤寒之方不可以治杂病者有之；或曰古人与今人体质强弱不同，故伤寒方剂不可治今人病证者有之；或曰黄河以北无伤寒病，故伤寒之方切不可用之北方者有之。谬说流传，莫止所极！察其病根，厥由不学。余则独辟邪见（"邪见"是佛家用语），尊守圣言，不经之论，俱抨（抨击，攻击对方的短处，在此引申为摒弃）不取，每用小青龙汤治哮，白虎汤治头痛，小柴胡汤治肺痈，理中汤治遗精，皆伤寒之变病也。伤寒之变病既可治，斯伤寒之本病可治矣。小青龙汤治痧与目赤，小柴胡汤治瘰疬，理中汤治脏躁（石印本、手抄本均作"脏燥"，为误，现径改，后同不再出注）与安胎，真武汤治耳目聋盲、青盲、目中云障、喉证，真武加细辛五味（手抄本有"子"字）干姜汤治齿痛与流注，乌梅丸治小儿消渴，皆妇科、儿科、眼科、牙科、外科也。妇科、儿科、眼科、牙科、外科既可治，斯杂病可治矣。他如刼（古同"劫"）量（"刼量"，佛家用语）之说，佛有明言，一增一减迁流（即变化）之常。世人徒知今人体质之脆（古同"脆"；手抄本作"胞"，疑误）柔，不若古人体质之伟壮，抑知今时草木之凋零，不若古时草木之蕃硕乎？故虑今人体质不胜古人。方剂之说亦臆说也，且余久游北地，所治病证每用伤寒之方，靡不获痊。则是北无伤寒与伤寒之方不可用之于北方之说，皆不足辩矣。

上陈四意，兹编系之，知我罪我，听诸后人。噫！余之精习医术，原思利人也。而余之著述此论，亦欲以利人之心，使利人者采纳吾说，转以利人也。若夫著书售说，徇求名利，耿耿此心，窃非所愿。


时在民国十六年岁次丁卯夏至日

广济张有章识于京师融会医学讲习所

# 尹 叙

　　儒家有孔子，医家有仲景，皆世所称为圣人者也。仲景《伤寒论》之作，名虽区分六经，实则揖（mín 民：抚，摹）治百病。桐阳少习丙部（中国古籍四部分类法之一，以史类和杂著为丙部），因注笺必通训诂，乃遍稽儒先诸书，钧（在此作敬辞）不能用以释子思（孔伋，字子思，为孔子的嫡孙、孔子之子孔鲤的儿子。后人把子思、孟子并称为思孟学派，因而子思上承曾参、下启孟子，在孔孟"道统"的传承中有重要地位）、求剐经（剐经，可能指《金剛经》，即《金刚经》，佛家重要经典）解祛困阨（同"厄"），絫（古同"累"）月穷岁，难树塙（què却：同"确"）例，心力俱悴，病患喀（形容呕吐、咳嗽等的声音。喀血，现今曰"咯血"）血。易攻黄岐，聊治一身，仲景之神明，桐阳故得深稔之。而先王父（指已去世的祖父）临川公母舅唐铸局公，亦斤斤以之垂教，忾（该字读音有二，在此读 xì 细，有两义：一是叹息；二是遍及，到。依据前后文义，应理解为"到"，通"迄"）今所以弗敢忘也。奈何举世之业医者，多泥其迹而汩（gǔ谷：汩字有多义，在此可理解为沉没，即汩没。汩没，即埋没）其深，识其粗而遗其精。海通以还，舶来医术流入中土，奇炫解剖技炼金石，俗子庸夫耳目渐移，而华邦故有气化之学反昧，昧而蔑眂（古同"视"，郑玄注："眂音视，本义作视"）之，此人民所以尠鲜（为"鲜"的异体字）老寿，而夭札（夭折的意思）时有所闻，仁术固如是哉！广济张先（手抄本作"君"，为确）文希（张有章，字文希），繇（手抄本作"由"）而治医有年，出挢其经验之所得，著《伤寒借治论》二卷，病列五十，方用十三，洵（实在，确实）医林扼要之著作，而为仲景不朽之功臣。桐阳前宦游鄂渚（相传"鄂渚"在今湖北武昌黄鹤山上游三百步长江中。隋置鄂州，即因渚得名。故世称鄂州为鄂渚）十历星霜，曾耳其精医之名而以未获读其书为憾。丙寅秋，令郎书勋从学于京师六书讲习所，攻肄

（yì 义：学习）雅训（正确的训释），撢（dǎn 疸：探摸）究转叚（jiǎ 贾：①借，《说文解字》："叚，借也。"②同"假"。手抄本作"假"）以为疏释《黄帝内经》《伤寒论》《金匮》之资。时桐阳《小学定律》，正补编《合音例证》（尹桐阳一生勤于治学，著述宏富。《小学定律》《合音例证》为之著作）三书钧告竣，故籍读解分立常则书勋资以发明者，不斟厥心趣之，常相问难。丁卯秋携《伤寒借治论》隶（lì 吏：临，到。古无"莅"字，《说文》作"隶"）所，请桐阳一阅，并云奉家公命（手抄本作"令"）乞弁（biàn 变。弁言：序言，序文）言，以述救世之苦衷。桐阳见名而讶之，以为六书有依声之叚借，而活人之医书，亦可以叚借也邪（"也邪"为语气助词，表疑问）？披读再四，始悉先生之论，执简驭繁，探微穷奥，益后承先，其神奇直与六书之叚借侔，桐阳以借用而诠故书，海内识者谓深得高密之秘，先生以借治而疗百病，施诸实际，功效昭然（明显、显著的样子）。迥匪空谭（谭同谈，音近通假）所可比拟，则不得不谓之扬医圣之传，而登后世儇（xuān 宣。《说文解字》："儇，慧也"）视于衽（rèn 任）席（泛指卧席，引申为寝处之所，借指太平安居的生活），此书盖千秋矣。

中华民国十六年十月十八日

常宁尹桐阳候（手抄本作"侯"，为确）青氏

谨叙于京师六书讲习所

# 贺　序

　　人具五官百骸，原非金石之质；天有四时六气，皆属沴厉（lìlì 历历，"厉"疑为"疠"字。沴疠：因气不和而生之灾害）之媒。摄卫之术，穷斯（手抄本作"施"）救疗之法，起医理药瀹（yuè 阅：煮）之论，四然二反之说，先哲方书粲（càn 灿：鲜明，美好）然大备，若究心（专心研究）于千载之上，竞秀（互相比美）于千载之下，其惟张仲景之《伤寒论》，洵（实在，确实）为昏衢（qú 渠：大路，四通八达的道路）法炬（佛教语，喻佛法，谓佛法如火炬），苦海慈航乎？惟是一孔之儒，咫（zhǐ 只：古代长度单位）闻墨守，妨（两个版本皆为"妨"字。据前后文意，疑"妨"为"仿"字之误）削足之适履，类刻舟之求剑，不知守经达权，曷（hé 何：文言疑问代词。谁，怎么）敢移甲就乙？文希先生特发明借治之法，创后哲所未窥，补前贤所未录，染症有虚实寒热之别，该悉源流定方，得君臣佐使之宜，不容增减。用蠲宿痼，屡获佐验，庖丁善解牛之法借以养生，越人不龟手之药（《庄子·内篇·逍遥游》："宋人有善为不龟手之药者……"译文：宋国有一个善于制作防止皮肤冻裂药的人）借以胜敌（同样一种东西用途不同），此物此志运用之妙，正同虽瞽（gǔ 鼓：眼瞎，没有识别力）俗之骇听，非幻说之诳利，恪守旧方用疗杂症，抗希（即"抗生希古"，语出三国·魏·嵇康《幽愤》。意思是使自己的志节高尚，以古代的贤人为榜样）前哲，牖启（牖 yǒu 友：窗户。牖启：诱导启发）后人，当憬然（《说文》："憬，觉悟也。"憬然：形容醒悟的样子）其用心甚苦，操术甚神也。培桐握玩（意同"把玩"，意思是握在手里赏玩）斯卷，移晷(guǐ 癸：日影。移晷：犹言经过了一段时间)忘倦，亟望汇集珪璋(guī zhāng 规章：珍贵)，速刊梨枣(旧时刻书制版多用梨木或枣木，故以"梨枣"作书版的代称)，非为炫鬻(yù 寓：卖。炫鬻：意思是炫耀卖弄)绝技，正以康济群生云尔。

民国十五年八月

枣强贺湘南培桐识于津门寄庐

# 凡　例

一就余平生曾借用《伤寒论》中诸方治病获痊者，录以成书，定名曰《伤寒借治论》，盖纪其实也。其有借用《金匮》之方而愈者，俟（sì 伺：等待）有暇时再行录出，另为一编名曰（手抄本无"一编名曰"四字）《金匮借治论》。

一余平生（手抄本作"生平"）经治之证最多，兹仅以借用伤寒之方而验者，汇集以成。故凡用时方而愈者不录；用伤寒方悉如原证者不录；用伤寒一方同治一症虽痊数人，只录其一；又伤寒方前人已言能治某病仿用而验者，亦不录。

一历览古今医案，皆只详记证治，每于用方之意，隐而不宣。兹论所载每方之中，案以叙述其证候，论以发明其意旨。欲令阅者知意所在，误谬之处，乃易纠正。

一兹论所载每一方中，必详搜博引，务求明切。盖欲启人之信，非以炫己之长也。

一兹论特主温药为多，原思矫正喜用清凉。诚以《伤寒论》一百十三方内温药独多者，何也？一则以吾人所寝处者则为宫室，所饮食者则为烹饪，所衣服者则为丝麻御寒，愈见其周，外寒愈易于袭，故病证多寒。二则以吾国所居之地，偏于寒带，故气候又多寒，是以《伤寒论》一百十三方内温药独多者，仲景之意或在是欤？余之恒主用温药者，乃师仲祖之意也。

一古人著书，莫不寓意。兹论卷分上下者，取乎阴阳也；病列五十者，取乎大衍之数（"大衍之数"一词出于《易经·系辞上传》。辞曰："大衍之数五十，其用四十有九……"）也；方用十三者，取乎八卦与五行之合数也。非敢以著述自居，实欲窃取（"窃取"用于此为谦辞，乃"采用"之意。《孟子·离娄下》："孔子曰：'其义则丘窃取之矣'"）古人之意云尔。

廣濟張有章文希著

男壽勛尹民參訂

借桂枝加附子湯治少腹痛證論

戊申奉委以征復就趁石桂甫抵旅店日高暮歇未定微聞有人呻
痛疾慘詢之旅店知為東郭郝壽五之妻患少腹痛也方問答間壽
五適至因謂余曰拙妻身受此病已歷三年每於病將作時必惡寒
遺溺輒數日而痛不衰經醫美算卒勘效今蒙存問以知醫而拯世
為念者能不一行拯之乎徒為診之尺脉沉遲而細乃以桂枝加附
子湯溫之數劑而瘥。

# 卷 上

广济张有章文希著

男，书勋尹民参订

太陰也、熱病篇曰、目中赤痛從目眥始取之陰蹻、此言治目赤者宜

取之陰蹻以瀉太陽之熱也、故余用小青龍湯以主之、用麻黃細辛

五味以逐太陰之瘀寒、即以散太陽之結熱、用桂枝湯以雖太陽之

寒熱、用半夏乾姜以治陽明之逆氣、蓋師其意也。

借小青龍湯治暴瘖證論

徐泰巖孝廉偕一客庚止年約三十眉目清秀衣服都麗詢其姓氏

但笑而不言徐代答之、知為皖人舒某翹秀氣余診余問何病舒遂

憑几援筆即書曾於數年前秋間燕於月下直至院罷狂飲始懷歸

咿咽此農語語即美聲也醫治之皆云中風服藥久之反增唉嗽自

先治其血之原，茯苓歸伏少陰心神，芍藥通調陰陽蹻脉，兼以補血

熱附壮腎中之火，即以補腎中之水二火精氣互相資生況腎合膀

胱太陽與少陰相為標本腎水既充元陽蹻得明陰陽氣和目即能瞑

矣故曰意互引陰合陽也。

## 借真武湯治盜汗論論

谷宜春由患傷寒治不得法因成盜汗每至亱將就寢必畏恐之及熟

睡則汗出乃媿覺養熟心悸更醫多人咸謂陰盜治已三年

病仍不除神色瘻白足至微腫未乞余治診得浮弱之脉竟以真武

湯治之愈。

# 借桂枝加附子汤治少腹痛证论

戊申奉委以征葠(同"参",后同,径改,不再出注)税赴石柱,甫抵旅店,日薄暮,歇未定,微闻有人呻痛,声惨,询之旅店,知为东邻郝寿五之妻,患少腹痛也。方问答间,寿五适至,因谓余曰,拙妻身受此病,已历三年,每于病将作时,必(手抄本"必"后有"以"字)恶寒遗溺,辄数日而痛不衰,经医无算,卒尟(xiǎn 显:为"鲜"的异体字,指稀少,罕见)效。今蒙存问,如知医而以捄(为"救"的异体字)世为念者,能不一行救之乎?往为诊之,尺脉沉迟而细,乃以桂枝加附子汤温之,数剂而瘥。

论曰:此少腹痛者,乃督脉及足少阴肾、足太阳膀胱三者,互引而成者也。盖膀胱为阳中之太阳,肾为阴中之至阴,背为阳、腹为阴。督脉者,总(手抄本无"总"字)督一身之前后,下原于少阴、上合于太阳,督脉有寒,引寒水之气侵少阴之经,而尺脉遂沉迟而细矣。皮表为太阳表气所主,便溺为少阴肾气所化,太阳之气病,则身必恶寒;肾脏之经病,则溺时遗;太阳为卫外之固,少阴为生气之原,阴阳俱病,牵及督脉出原之部,而少腹更痛矣。今用桂枝汤以解外,并解督脉之寒;加热附子以温肾,兼温太阳之气,阴阳既和,少腹痛奚得不愈耶?

**【读案心得】** 本案患者女性,主诉:少腹痛间作三年,病将发作时恶寒、遗尿,久经医治无效。张氏诊之,"尺脉沉迟而细"。沉脉主里,迟主阳虚,细主血气不足,尺脉见之,下焦肾原根本之气衰也。张氏对主诉之病机,从整体观分析得头头是道,细心读之,自会明白。其对桂枝汤及所加附子之功效解释,亦有新义,这对桂枝加附子汤的发挥应用,确有启发。

需要说明，笔者通读《伤寒借治论》全书 13 方之 50 个案例，每个案例之所用经方，只有方药，没有剂量。而古今名医学者都感叹一句话："中医之秘在于剂量。"如何解决这个问题呢？笔者以为办法有二：一是了解"经方度量衡与现今用量之折合量"，古今医家有相关考究，拙著《伤寒杂病论研究大成》之附录有相关综述。二是根据具体医案之具体病情，因人、因地、因时，以及方制君、臣、佐、使等情况，并结合自己经验与借助他人经验，以决定处方之适当剂量。

例如，上述案例，炮附子起到了主要作用，其剂量用足，才能起到"温肾，兼温太阳之气"，"数剂而瘥"之良效。那么，用多大剂量呢？笔者经验，少则 10g，多至 30g。不必先煎，但必须浸泡 40 分钟以上将其泡软，煎开锅后再煎 40 分钟以上，日 3 次温服（谨遵原文服法）。为了帮助读者更深刻、全面理解附子之功效，引录《本草正义》之说如下："附子本是辛温大热，其性善走，故为通行十二经纯阳之要药，外则达皮毛而除表寒，里则达下元而温痼冷，彻内彻外，凡三焦经络，诸脏诸腑，果有真寒，无不可治。但生者尤烈，如其群阴用事，汩没真阳，地加于天，仓卒暴症之肢冷肤清，脉微欲绝，或上吐下泻，澄澈不臭者，非生用不为功。而其他寒症之尚可缓缓图功者，则皆宜熟用较为驯良。"

再进一步分析，本案"少腹痛"三年，脉症合参，肾之阳气虚为本，治以"桂枝加附子汤温之"，乃治病必求于本也。温之，不仅温通阳气，并且与方中芍药、甘草相合而止痛也。《神农本草经》明文曰芍药"主邪气腹痛，除血痹……止痛"。《伤寒论》之通脉四逆汤方后注曰："腹中痛者，去葱，加芍药二两。"总之，桂枝加附子汤对血气虚寒之腹痛者，既治本，又治标。故本案三年久治不效之"少腹痛"，数剂而瘥。经方用之得当，"其效若神"（林亿等《金匮要略方论·序》），本案可见一斑。

**【相关条文】**

太阳病，发汗，遂漏不止，其人恶风，小便难，四肢微急，难以屈伸者，桂枝加附子汤主之。（20）

方药用法：桂枝三两（去皮），芍药三两，甘草三两（炙）（编者按：

按前后文桂枝汤之剂量,炙甘草应为二两),生姜三两(切),大枣十二枚(擘),附子一枚(炮,去皮,破八片)。上六味,以水七升,煮取三升,去滓,温服一升。本云:桂枝汤,今加附子。将息如前法。

# 借小青龙汤治目赤如朱证论

奉天巡防副中营队官,刘竹荪,乞治目疾,视之满目赤紫,余讶而问之,刘云三月前忽觉头痛畏寒发热,至二三日寒热渐减,目白发赤,意以为火,乃多啖梨柿而赤益甚,就医诊之,谓为燥火之症,如是诊已(手抄本作"以")三次,服药五剂,如羚羊、蝉蜕、白菊、黄连、连苕、石斛、生地等药,方方有之,证益险恶。前医又言,赤乃火色,秋主燥气,方用清润滋燥补水制火,颇合运气之理,既服前药,目赤如故;当是火盛,乃用前方倍其分量,服之更剧,不敢再诊。近虽停药,目赤渐轻,殆火衰欤?抑药误欤?请为诊察。按之脉见迟滞,知是外寒未解之故,乃以小青龙汤应之,越三日,刘复至,盖已愈矣。

论曰:《大惑》篇曰:白为肺[1],《五色》篇曰:赤为心[2]。此症之目白赤者,从其浅而言之,则为心火上乘于肺也;从其深而言之,实为太阳寒侵太阴也。何以言之?诚以太阳行身之表,皮毛为肺之应,故肺亦主于表,寒伤太阳之经,则头痛,甚则寒循经以入于目,干犯肺气,而目之白病矣。心与小肠为合,小肠导心火下交膀胱以化气,寒伤太阳之气则恶寒,甚则寒水之气,激动心火上炎,而目乃见赤矣。故曰从其浅言之,则为心火上乘于肺也;从其深而言之,则为太阳寒侵太阴也。《癫狂》篇曰:癫疾始生,先不乐,头重痛,举目赤甚,作极已而烦心,候之于颜,取手太阳、阳明、太阴,血变而止[3]。此言治目赤者,宜取之太阳阳明(手抄本作"阳明太阳")太阴也。《热病》篇曰:目中赤痛,从内(手抄本作"目")眦始,取之阴跷[4]。此言治目赤者,宜取之阴跷,以清太阳之热也。故余用小青龙汤以主之,用麻黄、细辛、五味,以逐太阴之凝寒,即以散太阳之结热;用桂枝汤,以解太阳之寒热;用半夏、干姜,以治阳明之逆气,盖师其意也。

## 【引经校注】

〔1〕《灵枢·大惑论》曰:"五脏六腑之精气,皆上注于目而为之精,精之窠为眼,骨之精为瞳子,筋之精为黑眼,血之精为络,其窠气之精为白眼,肌肉之精为约束,裹撷筋骨血气之精而与脉并为系,上属于脑,后出于项中。"《大惑论》全篇无"白为肺"之文。相关内容即"其窠气之精为白眼"一句:窠,指眼窝。白眼,即白眼珠部分,又叫气轮。《类经》十八卷第八十一注:"气之精主于肺,肺属金,故为白眼。"

〔2〕《灵枢·五色》曰:"以五色命脏,青为肝,赤为心,白为肺,黄为脾,黑为肾。肝合筋,心合脉,肺合皮,脾合肉,肾合骨也。"本篇又曰:"五官之辨奈何? ……官五色奈何? ……青黑为痛,黄赤为热,白为寒,是谓五官。"

〔3〕《灵枢·癫狂》曰:"癫疾始生,先不乐,头重痛,视举目赤,甚作极已而烦心,候之于颜(《类经》二十一卷第三十七注:'颜,天庭也。候之于颜,邪色必见于此也'),取手太阳、阳明、太阴,血变而止(《类经》注:'泻去邪血,必待其血色变而后止针也')。"

〔4〕《灵枢·热病》曰:"目中赤痛,从内眦始,取之阴跷。"

**【读案心得】** 本案以目赤如朱为主症,一般而论,赤乃火色,当是火盛,但从火论治,却目赤如故,守方倍其用量,服之更剧。此何故?忽略了"治病必求其因"也。追求其病因,始因外感风寒,邪气上侵而目为之变,张氏"从其浅……从其深……"而深入论之。其以小青龙汤治之的关键,在于平脉辨证,以"按之脉见迟滞,知是外寒未解之故",故用小青龙汤主之,三日而愈。细思之,平"脉见迟滞",为寒凝之象;治病求因,问之"三月前忽觉头痛畏寒发热",为外感风寒也。寒束于表,郁热上攻,故"目白发赤"也。前医谓为"燥火",误诊也;"方用清润滋燥",误治也。求因论治,借用小青龙汤治之可也。但该方毕竟为温燥之剂,其"满目赤紫"终为郁热上攻之象,故治以小青龙加石膏汤似更为切当。以生石膏辛甘寒,气轻而解肌透热于外,这与黄连等苦寒下泄者不同。

## 【相关条文】

伤寒表不解,心下有水气,干呕,发热而咳,或渴,或利,或噎,或小便不利、少腹满,或喘者,小青龙汤主之。(40)

伤寒,心下有水气,咳而微喘,发热不渴。服汤已渴者,此寒去欲解也。小青龙汤主之。(41)

病溢饮者,当发其汗,大青龙汤主之;小青龙汤亦主之。(《金匮要略·痰饮咳嗽病脉证并治第十二》第23条,简称"十二·23",本书后文皆仿此)

咳逆倚息不得卧,小青龙汤主之。(十二·35)

妇人吐涎沫,医反下之,心下即痞,当先治其吐涎沫,小青龙汤主之;涎沫止,乃治痞,泻心汤主之。(二十二·7)

方药用法:麻黄三两(去节),芍药三两,五味子半升,干姜三两,甘草三两(炙),桂枝三两(去皮),半夏半升(洗),细辛三两。上八味,以水一斗,先煮麻黄,减二升,去上沫,内诸药,煮取三升,去滓,温服一升。


# 借小青龙汤治暴哑证论


徐泰严孝廉,偕一客戻止,年约三十,眉目清秀,衣服都丽(华丽;美丽),询其姓氏,但笑而不言,徐代答之,知为皖人舒楚翘来乞余诊,余问何病? 舒遂凭几(jī讥:搁置物件的小桌子)援笔即书:"曾于数年前,秋间燕("燕"通"宴"字)于月下,直至既醉,夜阑(指子夜)始寝,无所异也。晨寤,语即无声,延医治之,皆云中风,服药久之,反增咳嗽,自分难瘥,从此不治"等字为答。吾为之诊,脉极沉迟,寸口几不应指,乃知以中风之瘥治之者,误也。因立小青龙汤与之,舒指麻桂姜辛而笑,意嫌其峻,告以治理,舒浅尝之,觉无反响,一剂才尽,即略有声。

论曰:此乃肺病于寒,侵及会厌而成者也。何由知其为肺病也? 夫心主言,肝主语,肺主声,肾脉上挟舌本,言语声音又必赖肾气发之,故凡有声音而言语不清者,乃心肝病也;能言语而无声者,乃肺病也;不能言语而又无声音者,乃肾病也。此症口尚能言,但不发声,从可知非心病、非肝病,亦非肾病,而为肺病也。然又何由知其为肺寒也? 以其寸口沉迟,其为肺寒可知也。且此症初起,并无他因,盖以贪杯既至更深,就寝又复失检,毛窍空虚,外寒易袭,内感于肺,遂成暴哑,其为肺寒又可知也。前医不察,误认中风扰其心肾,反遗其肺,肺邪久留,传为咳嗽,其为肺寒又可知也。又何由知其为寒侵会厌也?《忧恚无言》论曰:会厌者,音声之户。又曰:人卒然无音者,寒气客于厌(手抄本作"会厌",为确),则厌不能发,发不能下,至其开阖不致,故无音[1]也。会厌者,在喉咽之两旁,能张能收,音出能张之,以发其音,故曰音声之户;食入则收之,以掩其喉,因其为喉之门。故当属于肺,其为寒侵会厌可知也。肺既有寒,侵及会厌,会厌无权,开阖不利,遂成暴哑。余以小青龙汤,开发肺气,驱逐寒邪,不独可治本病之暴哑,兼可治变病之咳嗽矣。

〔1〕《灵枢·忧恚无言》曰:"咽喉者,水谷之道也。喉咙者,气之所以上下者也。会厌(为软骨组织,位于咽喉交会之处,而覆于气管上口,发音则开,咽食则阖)者,音声之户也。……人卒然无音者,寒气客于厌,则厌不能发,发不能下(厌不能发,谓不能开也;发不能下,谓不能阖也),至其开阖不致(指发声器官开阖失常,不能致用),故无音。"

【读案心得】 本案暴哑之成因,盖由贪杯至子夜而醉,就寝后毛窍空疏,外寒侵袭,内感于肺,侵及会厌而成者也。再参之于脉,"脉极沉迟,寸口几不应指",可确认为肺病于寒,寒侵会厌,遂成暴哑。以小青龙汤治之,"开发肺气,驱逐寒邪",邪气去,自能恢复会厌之功能。

# 借小青龙汤治哮证论

郧西朱韵生,与余同官辽阳,余为医院医官,朱为地方检察长,其北堂(北堂为古代主妇所居之处,后因之以"北堂"为母亲的代称)素有哮病,如遇发时,即延余治,治之即已,故不觉其厉也。及朱迁奉,其哮忽作,以电延往,余至第见病者身拥重衾,形容憔悴,喘息促急,声如曳锯,诊之脉如缕,问之不能言,但张口摇首而已。朱出前医各方阅之,大半汇集开肺清肺利气化痰之品,殊无方意,宜其寡效,然欲独标己见,甚虑招谤,依违从俗,又恐无济,权其轻重,据其脉症,竟以小青龙汤投之,遂获安全,嘱服多剂,以祛宿疾,卒以忽略,未能拔根,近闻偶一发之,然亦(手抄本作"未"字)甚轻,未非此方之力欤?

论曰:哮(手抄本作"孝")之一字,岐黄仲景诸书未之有也,后人以之名病,或以其声甚厉,比诸麻黄射干汤(射干麻黄汤)证之喉中有水鸡声者则大,又较大小青龙汤、桂枝加厚朴杏仁汤、麻杏甘石汤等证则烈,故取诗所谓阚如哮虎(哮字《诗·大雅》作虓,此从风俗通所引——张氏自注)(《诗经·大雅·常武》:"阚如虓虎。"阚,同嘣hǎn罕,形容虎叫声。虓xiāo消,猛虎怒吼)之意,以名之钦!其病之原,虽有多因,然而此症究系寒邪潜伏于肺,肺为寒侵,既不能朝会百脉,输精皮毛,又不能通调水道,下输膀胱,津液不行,留滞为痰,凝集既久,结成窠巢,精不输于皮毛,则肺脏肤表之气空虚,水不下于膀胱,则太阳卫外之阳衰微,于是外邪乃易侵入,遂致肺中之寒与外入之寒,以及久积之痰,新故相乘,狼狈相依,窒塞关隘,气息维艰,呼吸之间,触动其痰(手抄本无"新故相乘"至"触动其痰"24个字),鼾駒有声,哮乃大作,病既内寒外寒皆急,邪复肺脏太阳两感,若非借用小青龙汤表里双解,二太(手太阴肺、足太阳膀胱经)俱擒,使其内外咸安,厥疾(手抄本作"痰")奚能自已?昧者不察,笑余胆大,无识之甚,良为可慨(手抄本作"嘅",是"慨"的异体字)。

**【读案心得】** 本案哮证患者,其四诊表现为寒饮伏肺,肺气膹郁,卫外衰微证候。小青龙汤具有"蠲除寒饮,宣通阳气"(《王旭高医案》)之功,是主治哮喘的千古不移之良方,本案为例证之一。现今许多报道证实,小青龙汤治疗支气管哮喘有很好疗效。唯该方之麻黄发散力强,用之剂量大或用之较久,有"上耗肺气,下拔肾根"之虞,故用之宜慎,应适当变通剂量,或加减药味。如《伤寒论》小青龙汤方之加减法之一曰:"噎者,去麻黄,加附子一枚,炮。"本案有"病者身拥重衾……诊之脉如缕(脉细如线之象)"等阳虚证候,可以加附子以补助阳气,减少麻黄剂量。文中所言"二太俱擒",对理解寒饮射肺的病机颇有启发意见。以太阳经表受寒而影响膀胱气化功能,故而生饮,水饮上泛,寒阻气逆,则喘促有声。小青龙汤宣肺化饮,治之颇合病机,故疗效颇佳也。

# 借小青龙汤治疹证论

（手抄本于此无题目，但据其"目录"，料是遗漏之）

辛濯之苏人也，富于赀（通"资"）而艰于子，其妻曾育子三、女五，非死于风，即死于疹，年五十余矣，仅留一女，才五岁，爱若（手抄本作"如"）掌珠。忽有疾，延余诊之，面赤息粗，身热微汗，四肢如冰，鼓栗（亦作"鼓慄"，即震惊战慄）涕泪。余告之曰，此为疹也，宜桂枝汤，取微汗表之，服后可令疹见热减。辛颔（hàn 汗：点头的意思）之，余去，方尚置诸案，其友适见之，极言不合，并引阳盛之人，禁服桂枝之说证之，辛遂畏不敢用，连更数医，用药虽有参差轻重不同，用意不外清凉退热一法，愈治愈剧，热反见盛，复增咳嗽，又延西医，悉用西法，先以冰囊除热，继以蒸气止咳，热咳虽略减，神识反不清矣！辛骇，急延余往，具述颠末（自始至终的经过），乃知失治已久，视之甚危，及诊犹觉可救，遂令撤去冰囊，卧于燠室，急与小青龙汤取微汗，汗出疹见，热退咳减，于以化险为夷。

论曰：余少时见有患疹者，其家人辄（总是）惊惶失措，意其必为重症也。及粗知医，时有此症乞治于余，窃思疹病在外未入于里之候，惟取汗解表，最为合法。因无前例，未敢一试，每以不敏谢之，迨后读高士宗《医学真传》，见有桂枝加银花治疹之法，而张隐庵《侣山堂类辩》，亦微露治疹用表之法于言外。自兹之后，若遇此症，常借用治伤寒之法以治之，从未失手，因是益信张、高之言。此症初起，发热有汗，固以桂枝汤为对症之方，彼畏不用，反引"桂枝入咽，阳盛必毙[1]"之语，以为佐证，抑知此语，乃指麻黄症（手抄本作"证"），误用桂枝汤取汗者言耳，并非谓发热之盛不宜服桂枝汤也。半解（一知半解之意）之误，至于此极，竟弃吾言，延请他医，药以寒凉，抱以坚冰，本病太阳之证，而不之治，更以抱冰迫之，形寒饮冷，伤其肺气，咳嗽乃作矣。原有肌腠（手抄本作"解肌")之汗而不能取，反以凉药滞之，热邪内犯，扰其心君，神识乃昏矣。内外俱病，寒热互结，病至斯时，危乎殆哉！故唯有祛表散寒，解肌退热，利肺止咳，攘外安内之小青龙汤，方能主治而挽救之。

### 【引经校注】

〔1〕《伤寒论·伤寒例》曰："……夫阳盛阴虚，汗之则死，下之则愈。阳虚阴盛，汗之则愈，下之则死。夫如是，则神丹安可以误发，甘遂何可以妄攻？虚盛之治，相背千里，吉凶之机，应若影响，岂容易哉！况桂枝下咽，阳盛则毙；承气入胃，阴盛以亡。"上述所谓"阳盛"，一般指阳热亢盛，表现为壮热、汗出、气粗、烦躁、口干等证候；"阴盛"，一般指阳气不足，阴寒内盛，表现神疲乏力、畏寒肢冷、纳差便溏等证候。

### 【读案心得】

本案所论"疹证"，盖指"麻疹"。在麻疹疫苗发明之前，麻疹之主要表现是发热，其发病过程一般为 9 天，即发热 3 天、出疹 3 天、皮疹消退 3 天，此顺证也。若护理不周，施治不当，变症蜂起，造成逆证，则危及生命！案首即言辛氏子女有"死于疹"者。本案辛氏之女，五岁患疹，初起病在肌表，"身热微汗"等，可"借用治伤寒之法"，以助疹毒外透，古人"有桂枝加银花治疹之法"，张氏效法用之，"从未失手"。怎奈患儿父亲任医不专，听信异言，连更数医，愈治愈剧，热反见盛，复增咳嗽！又延西医，以"冰囊"冰伏其邪！如此失治已久，病势危矣。得遇良医，独具慧眼，审病辨证，仍宜从表解之为大法，"急与小青龙汤取微汗"，以宣肺透表，攘外安内，化险为夷。良医良方，惠及苍生，功莫大焉。

# 借真武汤治失眠证论

罗少逸以失眠求诊，脉微而弱，主以真武汤治之。罗讶而问曰：不眠乃阴虚也，胡竟用大辛大热之附子治之？余告之曰：阴阳之辨,有难形容,况属互根,尤易淆混,岂独君误认乎?且即微弱之脉象,苍白之面色,喘促之呼吸,恍惚之精神,而征之其为阳虚,最为确凿,何独偏听庸医之说,定谓失眠皆阴虚耶?莫逆之交,故敢相告,疑耶信耶,唯君图之。罗闻余言,其疑冰释,连服三剂即大效,又三剂竟获痊,诣(到,来到)余言谢,且问方意(手抄本作"义",为确),乃以书答之。

论曰:余治失眠,而用真武汤者,意在引阴合阳也,诚以此病不在阴虚,乃在阴不合于阳耳。《脉度》篇曰:跷脉者,少阴之别,起于然谷之后,上内踝之上,直上循阴股入阴,上循胸里入缺盆,上出人迎之前,入頄属目内眦,合于太阳阳(石印本、手抄本均无此字,据文义及下文补)跷而上行,气并相还则为濡目,气不荣则目不合[1]。盖肾为水脏,受藏水谷之精水者,谓流溢于肾脏之精水者也。荣水者,谓阴跷之脉,乃足少阴之别,直上循阴股入于肾阴,脉内之荣气宗气,荣运肾脏之水,上循胸里,交于手少阴之心神而化赤,上注于目内眦合于太阳,阳跷而上行者也。故必阴跷阳跷之气两相和偕,经脉外内之气,交相往还,则为濡目。如气不荣则目不合。征之君病,面色苍白,出息喘促,精神慌(手抄本作"恍",为确)惚,皆为肾精过虚之症也。肾之精虚,既不能奉心以化赤,复不能荣目以成瞑,阴不合阳,夜遂不寐。故用真武汤以主之,方中白术补益脾土,生姜宣通胃气,欲永其血之流,先治其血之原;茯苓归伏少阴心神,芍药通调阴阳跷脉,兼以补血;熟(手抄本作"热")附壮肾中之火,即以补肾中之水,水火精气,互相资生,况肾合膀胱,太阳与少阴,相为标本,肾水既充,阳跷得朋,阴阳气和,目即能瞑矣。故曰意在引阴合阳也。

## 【引经校注】

〔1〕《灵枢·脉度》"黄帝曰：跷脉安起安止，何气荣水（《太素》卷十阴阳跷脉作'营此'，《甲乙经》卷二第二'水'作'也'。《灵枢识》简按：'荣水不成义。'似可从《甲乙经》）？岐伯答曰："跷脉者，少阴之别，起于然谷之后（指然谷后面的照海穴，为阴跷脉的起始部），上内踝之上，直上循阴股入阴，上循胸里入缺盆，上出人迎之前，入𬱟属目内眦，合于太阳、阳跷而上行，气并相还则为濡目，气不荣则目不合。"

## 【读案心得】

本案以真武汤治失眠，三剂大效，又三剂获愈，真是曲尽其妙！而妙之所在，不外乎识证之精准。以患者"微弱之脉象，苍白之面色，喘促之呼吸，恍惚之精神"，综合辨证，为《伤寒论》所曰"少阴之为病，脉微细，但欲寐也"（281）之类也，故其病性为"阳虚"；而其病位，张氏"论曰……皆为肾精过虚之症也。肾之精虚，既不能奉心以化赤，复不能荣目以成瞑，阴不合阳，夜遂不寐"。治病求本，"而用真武汤者，意在引阴合阳也"。张氏方解，独具新义。

## 【相关条文】

太阳病，发汗，汗出不解，其人仍发热，心下悸，头眩，身𬣙动，振振欲擗地者，真武汤主之。（82）

少阴病，二三日不已，至四五日，腹痛，小便不利，四肢沉重疼痛，自下利者，此为有水气，其人或咳，或小便利，或下利，或呕者，真武汤主之。（316）

方药用法：茯苓、芍药、生姜（切）各三两，白术二两，附子一枚（炮，去皮，破八片）。上五味，以水八升，煮取三升，去滓，温服七合，日三服。若咳者，加五味子半升，细辛、干姜各一两；若小便利者，去茯苓；若下利者，去芍药，加干姜二两；若呕者，去附子，加生姜足前为半斤。

# 借真武汤治盗汗证论

谷宜春由患伤寒，治不得法，因成盗汗，每至夜将就寝必畏寒，及熟睡则汗出，汗出乃寤，复觉发热心悸，更医多人，咸谓阴虚，治已三年，病仍不除，神色痿白，足亦微肿，来乞余治。诊得浮弱之脉，竟以真武汤治之愈。

论曰：渗泄于腠理之汗者，精气也。其道有二：水谷入胃，津液四布，汗出溱溱，此水谷之精气也；肾为水脏，受五脏之精而藏之，所藏之精奉心化赤而为血，血之液为汗，此肾脏之精气也。循行于外表之气者，阳气也，其道亦有二，其运行于通体之肤表，主周身八万四千毛窍，而环绕于外，又出则外行于肌表，入则内归中土，常从胸膈以出入，又上行头项，中抵腰脊，循尾间下入膀胱，散胞中，此太阳循身之气也。其行于脉外，充遍周身，昼行阳二十五度，夜行阴二十五度，一日一夜，大会于风府，循膂而注于伏冲，出于缺盆，此卫气循行周身之气也。此症每就寐（手抄本作"寝"字）必畏寒者，太阳循行周身之气病也，以太阳乃行身之表也，又为寒水之气，太阳若病，通体恶寒也。熟睡则汗出者，胃中水谷之汗已出也，以邪之所凑，其气必虚。阴虚者阳必凑之，故少气时热而汗出也（手抄本无"以邪之所凑……汗出也"这25个字），则出乃寤（手抄本作"寝"字），卫气循行周身之气病也。以卫气者昼行阳、夜行阴，行阴之顷，肾脏有邪，邪正相距（jù 剧，古同"拒"，抵抗，抗拒），卫气随汗出而寤矣。

《营卫生会》篇曰，黄帝曰：人有热，饮食下胃，其（手抄本作"真"）气未定，汗即出，或出于面，或出于背，或出于身半，其不循卫气之道而出，何也？岐伯曰：此外伤于风，内开腠理，毛蒸理泄（皮毛被风热之邪所蒸而腠理开泄），卫气走之，故不得循其道，此气慓悍滑疾，见开而出，故不得从其道，故命曰漏泄。

《邪客》篇曰：卫气者，出于（与原文校对，"于"为"其"字）悍气之悍疾，而先行于四末、分肉、皮肤之间而不休者也，昼日行于阳，夜行于阴，常从足少阴之分间，行于五脏六腑，今厥气客于五脏六腑，则卫气独卫其外，行于阳，不得入于阴。行于阳则阳气盛，阳气盛则阳跷陷（与原文校对，"阳跷陷"为"阳跷满"），不得入于阴，则阴虚（与原文校对，无"则阴虚"三字），阴虚，故目不瞑[1]。《伤寒论》阳明篇曰：阳明病，脉浮而紧者，必潮热，发作有时，但浮者，必盗汗出[2]。《金匮》水气病篇曰：食已汗出，又身常暮盗汗出者[3]。此两处盗汗之症，唐容川均谓为阳不入阴。据此则可知汗出与寤，与卫气不得入少阴之分之理矣。

转觉发热心悸者，肾中之汗未解也，以胃主肉、肾主骨，谷精之汗出于胃，血液之汗原于肾。邪在肉者，得水谷之汗方已；邪在骨者，得肾精之汗乃解。今者水谷之汗虽出，而肾精之汗未出，故仍发热也。肾虚不能奉心化赤，故心为悸也。推此病根，厥在肾虚，肾虚而正不胜邪，故汗出而邪留不去，邪留而正复受伤，故卫不和而时寤，心无养而乃悸。经曰：邪气盛则实，精气夺则虚（见《通评虚实论》——张氏自注）[4]。是邪气有余者，先散其邪气；精气不足者，先补其正气。今宗《素问·评热病论》之旨，与仲圣《伤寒论》太阳病发汗，汗出不解之意，而以真武汤主治（手抄本作"之"），庶不甚谬。


## 【引经校注】

〔1〕《灵枢·邪客》有三处校注，见原文括号之内容。其他无误。

〔2〕上述原文，见于《伤寒论》第 201 条。尤在泾："太阳脉紧，为寒在表；阳明脉紧，为实在里。里实则潮热，发作有时也。若脉但浮

而不紧者，为里未实而经有热，经热则盗汗出。盖杂病盗汗，为热在脏；外感盗汗，为邪在经。《易简方》用防风治盗汗不止，此之谓也。"（《伤寒贯珠集·阳明篇上·阳明正治法》）此条所述为已入阳明之证，而未离太阳之脉，法当随证以辨脉，不可据脉以定证。

〔3〕上述原文，见于《金匮要略·水气病脉证并治》篇第29条桂枝加黄芪汤证。节录如下："黄汗之病，两胫自冷；假令发热，此属历节。食已汗出，又身常暮卧盗汗出者，此劳气也……"

〔4〕《素问·通评虚实论》之引文无误。

**【读案心得】** 本案盗汗之始因，"由患伤寒，治不得法"而成；盗汗之特点，即"熟睡则汗出"；其兼症，"就寝必畏寒"，盗"汗出乃寤，复觉发热心悸"；其治疗经过，"更医多人，咸谓阴虚，治已三年，病仍不除"；目前脉症表现，"神色痿白，足亦微肿……诊得浮弱之脉"。李中梓《诊家正眼》说："浮之为义，如木之浮水面也。""弱之为义，沉而细小之候也。"可见弱脉不可见于浮取，故"浮弱之脉"似应为"浮而柔细为濡"（李中梓）之象。将本案脉证合参，所说"浮弱之脉"，可理解为真气内虚，虚阳外浮也。处方疗效，"竟以真武汤治之愈"，取之健脾温肾，扶正治本，阴阳交合，盗汗自止。案语层次分明，简明扼要，纠正了凡盗汗从"阴虚"论治之偏执，以辨证论治为准绳。张氏于"论曰"引录《黄帝内经》与仲景书中有关汗出之生理、病理，探究之深之精，非常人可及！由此可知，重实效，学古方，应首先读仲景圣书；重理论，究医理，应研究《黄帝内经》也。二者兼攻，才为大医。

# 借真武汤治癃闭证论

乡绅叶雨春，世居辽阳立山东麓，其妻王氏产后患癃，历三昼夜，点滴不通，胀闷欲绝，医药罔效。舁（yú 愚：共同用手抬）送辽城基督教医院，治以器吸溺盈盆，觉稍安，逾时胀如故。居院币月

（手抄本"币月"作"一个月"），每日必须三吸，苦之，屡以何日可自便？问西医，西医终不敢许。深以为忧，阴（《周易》曰："立天之道，曰阴与阳；立地之道，曰柔与刚。"男性刚，女性柔，故将女人曰"阴"。即患者嘱托她的丈夫向我问治疗的方法）嘱其夫问治于余，余用侣山堂（盖指张志聪《侣山堂类辨》）麻黄杏仁防风之法，与服，果验。遂欲出院，西医以其未愈而留之，王氏告以已服中药，能自便矣。西医奇之，后或偶不畅利，服前药即愈。逾年余，雨春来言，旧疾又作，前药不应，再乞易方。往诊之，脉见沉迟，口干腹胀，腰痛（手抄本作"疼"）足痿，乃书真武汤，嘱服十剂，叶从之，是后遂无癃患矣。

论曰：因正而辨邪，因邪而识正，此先辈之至言也。盖人身转输谷气先淫于脉者，胃也；为胃行津液者，脾也；精脏而合膀胱，主津液气化能出者，膀胱也。《经脉别论》曰：食气入胃，散精于肝，淫气于筋。食气入胃，浊气归心，淫精于脉，脉气流经，经气归于肺，肺朝百脉，输精于皮毛。毛脉（手抄本作"皮毛"）合精，行气于府，腑精神明，留于四脏[1]。又曰：饮入于胃，游溢精气，上输于脾，脾气散精，上归于肺，通调水道，下输膀胱。水精四布，五经并行[1]。此经言胃为转输谷气先淫于脉，与脾为胃行津液之证也。《六节气（两个版本均为"气"，但《黄帝内经》原文为"脏"）象论》曰：肾主蛰，封藏之本，精之处也[2]。《本输》篇曰：肾合膀胱，膀胱者，津液之府也[3]。此经言肾为藏精合膀胱主津液之证也。《灵兰秘典论》曰：膀胱者，州都之官，津液藏焉，气化则能出矣[4]。此经言膀胱为肾藏津液气化能出之证也。夫谷入于胃，淫气于脉，总会于肺，合精于府，精留四脏；饮入于胃，精气输脾，脾气散精，上归之肺，通调水道，下输膀胱。故凡人饮食之水，无不入于膀胱，膀胱如人身之洲（手抄本作"州"）渚（zhǔ 煮：洲渚乃水中可以居住的地方，大的称洲，小的称渚），故曰州都之官，津液藏焉，又必赖肾阳薰(应为"熏"字)蒸、上升,则为津液(若汗若涕若唾泪皆是也——张氏自注),下出则为便溺(据《伤寒论》观之,一则太阳篇曰:太阳病发汗,遂漏不止,其人恶风,小便难,四肢微急,难以屈伸者,桂枝加附子汤主之。一则少阴篇曰:少阴病,咳而下利,谵语者,被火劫故也,小便必难,以强责少阴汗也。则是小便难之证,不仅属三焦、属膀胱,而尤应责重于肾脏可知——张氏自注)〔5〕。故曰气化则能出矣,此言其正也。此症(手抄本作"证")脉象沉迟,主于虚寒也;口干腹胀,乃脾胃病也;腰痛(手抄本作"疼")足痿,乃肾病也。脾胃病而转输不利,膀胱既不得远承脾胃之液,肾病而薰蒸无力(手抄本作"利"),膀胱又不得近藉肾气之化,宜其水不下降,不利为癃矣,此言其邪也。故以真武汤主之,用附子壮肾之阳而化气,用白术、生姜益中之气以输津,利以茯苓,降以芍药,脾胃与肾得治,下流自不壅塞矣。

**【引经校注】**

〔1〕《素问·经脉别论》之两节引文无误。

〔2〕《素问·六节脏象论》曰:"肾者,主蛰,封藏之本,精之处也。"

〔3〕《灵枢·本输》之引文无误。

〔4〕《素问·灵兰秘典论》之引文无误。

〔5〕《伤寒论·辨少阴病脉证并治》篇第284条之引文,其"被火劫故也"一句,原文作"被火气劫故也。"

**【读案心得】** 本案产后患癃闭,求治于西医,"以器吸溺",稍安一时而如故,住院一个月之久,仍不能自便!转请张氏治之,以"麻黄、杏仁、防风"等药,此乃提壶揭盖法,果验。一年后旧疾又作,以前之方药不应,又请张氏治之,诊"脉象沉迟,主于虚寒也",必沉迟少力;症见"口干腹胀","腰痛足痿",平脉辨证,此脾肾两病,脾失运化,肾失蒸化，因而膀胱气化失常，"膀胱不利为癃，不约为遗溺"（《素问·宣明五气》）。"实则闭癃，虚则遗溺，遗溺则补之，闭癃则泻之"（《灵枢·本输》）。本案患者虚为本，实为标，虚实兼顾，补虚泻实，以真武汤主之。附子壮肾阳以利蒸化，白术、茯苓、生姜益脾气以利运化，芍药"通顺血脉……去水气，利膀胱"（《名医别录》），以"利小便"（《神农本草经》），水气"下流自不壅塞矣"。

# 借真武汤治遗溺证论

丁亥（存疑）秋，晤王君佐廷于吴氏席间，问老年遗溺尚可治乎？吾应之曰：可。未几，一叟持佐廷名刺（名帖）来谒，自言与佐廷同族也。年逾七十，体质犹强，素无他病，近觉肢冷腹痛，夜睡常遗溺，溺已顿寤（手抄本作"寝"），满床渐洳（rù 入：湿之义），永不成寐（手抄本无"永不成寐"四字），寐必复遗，诚苦恼也。诊之脉沉而细，乃以镇水之真武汤主之。叟以方中诸（手抄本作"之"字）药皆为先后所服过者，轻之。余曰：药犹字也，文章之妙，在乎善于联缀，立方何独不然？叟深然之，复问须服几剂，始可易方？余曰：守此即可全愈。果未复来，仅于岁杪（miǎo 秒，岁杪即年底）来函致谢，内有经服方药如饮上池之水云。

论曰：此症之特征有二：曰肾阳虚，曰卫阳虚。其脉象沉细，四肢冷，腹中痛，可知其肾阳虚，不能行三焦之水，化膀胱之气，而肾阳更虚也。《本输》篇曰：三焦者，并太阳之正，入络膀胱，实则闭癃，虚则遗溺[1]。《宣明五气》论曰：膀胱不利为癃，不约为遗溺[2]。《脉要精微论》曰：水泉不止者，是膀胱不藏也[2]。《痹论》曰：淫气遗溺，痹聚在肾[2]。《金匮》水气篇曰：少阴脉紧而沉，紧则为痛，沉则为水，小便即难。又曰：少阳脉卑，少阴脉细，男子则小便不利[3]。盖三焦与膀胱，为便溺之主者，一为决渎之官，水道出焉；一为州都之官，津液藏焉。然而水行三焦入膀胱，必赖肾中之阳以薰（手抄本无"以"字，"薰"作"熏"）动之，使其水行顺利，不致泛滥不禁，俾其化气腾升（手抄本作"俾化气升腾"），不致奔决不止。于是下降上灌，乃能各循其常。肾阳若虚，不能蒸发，三焦已虚，膀胱亦虚，水乃直泻，遂成遗溺。由此可知，其遗溺乃三焦与膀胱为肾中阳虚所累，故欲治其三焦与膀胱，尤以补其肾为急也。其每至更深熟睡溺遗（手抄本作"遗溺"），遗尽顿寤，又可知肾阳虚。卫气行于膏原，与太阳之气不（手抄本无"不"字）能相将以行，而卫阳亦虚也。《邪客》篇曰：卫气者，出于悍气之慓疾，而先行于四末、分肉皮肤（手抄本无"皮肤"两字）之间而不休者也，昼日行于阴，常从足少阴之分间，行于五脏六腑，今厥气客于五脏六腑，则卫气独卫其（手抄本作"于"）外，行于阳，不得入于阴。行于阳则阳气盛，阳气盛则阳跷陷，不得入于阴，阴虚故目不瞑[4]。《口问》篇曰：卫气昼日行于阳，夜半则行于阴，阴者主夜，夜者卧。阳者主上，阴者主下，故阴气（手抄本"气"作"虚"字）积于下，阳气未尽，阳引而上，阴引而下，阴阳相引（手抄本"引"作"行"），故数欠。阳气尽，阴气盛，则目瞑；阴气尽而阳气盛，则寤矣[5]。盖卫气者，乃阳明之悍气。其行于脉外充遍周身，一如太阳之通体运行，而环绕于外矣。昼行阳二十五度，夜行阴二十五度，一如太阳之外行肌表内入地中，而为出入矣。一日一夜大会于风府，循膂而下注于伏冲，出于缺盆；一如太阳经（手抄本无"经"字）之上行头项、下挟膀胱，为部署矣。此太阳之环绕出入部署与卫气相合，诚以太阳主表，卫行脉外，正相同也。且膏原者，为三焦所属，其实乃本乎肾，肾虚其火不能升发三焦，而膏原亦虚。卫气者，为水谷所化，其实乃出于胃，肾虚其精不能还入胃中，而卫气亦虚，膏原素虚，卫气内入（手抄本作"入内"），两虚相遇，必不相偕（又据《卫气失常》篇所云："肉之柱，在臂胫诸阳分肉之间，与足少阴分间"等语[2]，可知卫气与少阴合于分肉，即卫气入（手抄本"入"后有"于"字）膏原之证也——张氏自注）。太阳之气同卫出入，卫气行于膏原，既不相偕，卫气与太阳之气，又岂相将？卫气外行，阳孤于外，势必成虚，夫肾虚而三焦膀胱不得肾阳之化，水独下渗，既已为遗溺矣。肾虚而卫气行于膏原，不得太阳之将，阳独外行，又焉得不为张目哉？由此可知，溺尽顿悟（两个版本均为"悟"。悟之释义之一是"觉醒"，通"寤"），乃三焦膀胱为肾阳虚所累，而卫阳虚亦为肾阳虚所致，治其肾亦当兼补卫为宜也。故余以真武汤治之，方内附子以温下焦肾阳，而止溺之遗；白术、生姜以补中焦卫阳而还胃之津；复以芍药，既可以泄附子之毒，又可以和将病之阴（方解缺少茯苓）。方曰真武，命名所从，取其制水之主，坐镇北方耳，借治遗溺，谁曰不宜？

## 【引经校注】

〔1〕《灵枢·本输》曰："三焦者……并太阳之正，入络膀胱，约下焦，实则闭癃，虚则遗溺，遗溺则补之，闭癃则泻之。"

〔2〕《素问·宣明五气》《素问·脉要精微论》《素问·痹论》《灵枢·卫气失常》之引文均无误。

〔3〕《金匮要略·水气病脉证并治》篇之引文，前者为第 10 条之前半段，后者为第 19 条之文句，引文均无误。

〔4〕《灵枢·邪客》之原文，在"四末、分肉"后有"皮肤"两字；"昼日行于阴"之原文为"昼日行于阳，夜行于阴"9 个字。此后引文无误。

〔5〕《灵枢·口问》之原文无误。

**【读案心得】** 本案遗尿虚实之辨如下：患者年逾七十，男子"七八……天癸竭，精少，肾脏衰"（《素问·上古天真论》），其为肾虚可知。经曰："三焦者……虚则遗溺。"（《灵枢·本输》）又曰："膀胱……不约为遗溺。"（《素问·宣明五气》）其为虚证者可知。《伤寒论》第 282 条曰："……若小便色白者,少阴病形悉具。小便白者,以下焦虚有寒,不能制水,故令色白也。"本案未明言遗溺之色,联系经文与本案方证可想而知。患者遗溺之外,其脉沉细,四肢冷,腹中痛,如此脉症,联系以上所述,综合分析,可知为肾阳之虚。肾阳若虚,不能蒸发,累及三焦与膀胱,决渎之官与州都之官失职,水乃直下,遂成遗尿。"由此可知,其遗溺乃三焦与膀胱为肾中阳虚所累";"而卫阳虚亦为肾阳虚所致"。治病求本,法当以补肾阳为主。方取真武汤,取其"制水之主"以"借治遗溺",确为张氏独出心裁也。他意味深长地说:"药犹字也,文章之妙,在乎善于联缀,立方何独不然?"并信心满满地说:"守此即可全愈。"患者致谢云:"经服方药如饮上池之水",如此之妙,良医善用经方者也。

需要深思细考的是,此案借真武汤治遗溺,彼案借真武汤治癃闭,遗溺与癃闭截然不同,为何治方相同而皆愈呢?其要妙不外乎治病求本、异病同治(病不同而证同,证同,即可同治之。证者,本也,病机也)之理。具体而论,真武汤之君药附子为补助肾阳之要药,肾阳之虚者,肾阳得助而气化恢复,闭者可通,遗者可助也。方中茯苓、白术、生姜总为主治中焦之药,既补益脾气,又有渗利水湿功能。遗者,补益中焦,有利"运化",以助"气化";闭者,既补又利,标本兼治也。芍药一味,更可一药两用:遗者,取其佐制附子之用;闭者,则其能"利小便",又可治标也。经方制方之妙,妙不可言!故不可轻易加减,方证相对,守方用之为要。当然,闭与遗所用方药虽同,而剂量视遗溺、癃闭之不同,可适当变通。如何变通?彼此两案未言及,且张氏本书50个医案皆未言及。这对学者来说,不无遗憾!只能明悉经方本来之剂量,善自变通矣。

# 借白虎汤治头痛(手抄本作"疼")证论

辛酉岁暮,以友约回鄂,馆于旅舍,颇为寂寞。适有南阳邵芷乡在焉,遂识之,每具酒食,偕饮黄鹤楼上,临风把盏,亦愉快也。

因述其妻，自三年前患伤寒后，甚畏日光，偶一曝之，即发头痛，痛甚则身热，热甚则口渴，渴甚则多饮，饮甚则作吐，吐已而头痛亦已。向火亦然，故虽隆冬不居燠室，冀避之也。但其畏日，则实无术避之，以是恒年在病中，亦曾延医治之，以其鼻端左右，以及环唇发赤，间生小疮，咸谓头痛乃梅毒上攻之也，以治梅毒法治之，竟罔效。请余酌方，余虽诺之，究莫知为何证，然亦终未畀（bì 毕：给予）方。未几，余迁夏口，邵回南阳，音问遂疏，迨壬戌（手抄本作"戍"字，"壬戌"为干支之一）之秋，邵携其妻戾（lì 立：于此之义为"至"）汉，适疾作，诊之脉浮而滑，不禁恍然大悟，乃白虎汤治之，诸证悉愈，头痛亦止。

论曰：《伤寒论》中，有头痛发热恶风而有汗者，为桂枝汤证；有头痛发热恶风而无汗者，为麻黄汤证；有头痛有热六七日不大便者，为大承气汤证；有头痛（手抄本作"疼"）干呕吐涎沫者，为吴茱萸汤证。此症（手抄本作"证"）虽为头痛，而其发热，乃由日火外烁，是日火为其所恶，风寒非其所恶，则可知其非桂枝汤证与麻黄汤证之头痛矣。大便自调，并无所苦，则又可知其非承气汤证之头痛矣。吐者饮水，亦非涎沫，则又可知（手抄本无"知"字）其非吴茱萸汤症（手抄本作"证"）之头痛矣。唯其痛在额前，既系《经脉》篇胃足阳明之脉循发际至额颅[1]之循行，又合阳明篇白虎汤额上生汗之部位，则可知其为伤寒失治，阳明经中虚热薰蒸之头痛矣。其故何哉？且以脉象言之，浮为热在外，滑为热在经，阳明经之热在肌肉，尚未成实，故脉象浮滑也。以身热言之，《阳明脉解》篇曰：阳明主肉，其脉血气盛，邪客之则热，甚则恶火[2]。肌肉者，阳明气所主（《本脏》篇曰：脾合胃，胃者，肉其应——张氏自注）[3]。日火者（日与火为同类——张氏自注），阳明病所恶，阳明热气留于肌肉之间，蕴蓄未出，一遇阳光，外热为内热所恶，内热因外热所触，内外相争，如火益热，故遇日火则发热也。以口渴言之，《六微旨大论》曰：阳明之上，燥气主之[4]，燥热入胃，思(手抄本作"施")救于水，故口中甚渴也。以逆吐言之，《至真要大论》曰：诸逆冲上，皆属于火[5]。虚热上炎，不能受物，故气逆而吐也。以环唇时常生疮言之，《经脉》篇曰：胃足阳明之脉，还出挟口环唇[1]下，胃热循经上行，故环唇常生疮也。余以白虎汤治之，正取石膏辛寒，辛能解肌热，寒能胜胃火；知母苦润，苦以泻火，润以滋燥；甘草、粳米补养中土，胃热自平，诸症自愈。

**【引经校注】**

〔1〕《灵枢·经脉》曰："胃足阳明之脉，起于鼻之交頞(è 遏)中(即鼻梁的凹陷处)，旁约(缠束的意思)太阳之脉，下循鼻外，入上齿中，还出挟口环唇，下交承浆，却循颐(口角后、腮的下部称颐)后下廉，出大迎，循颊车，上耳前，过客主人，循发际，至额颅(即前额骨部，在发下眉上处)……"

〔2〕《素问·阳明脉解》曰："阳明主肉，其脉血气盛，邪客之则热，热甚则恶火。"

〔3〕《灵枢·本脏》"黄帝曰：愿闻六腑之应。岐伯答曰：……脾合胃，胃者，肉其应(脾与胃相合，胃外应于肉)……"

〔4〕《素问·六微旨大论》："阳明之上，燥气治之，中见太阴(阳明司天，燥气主治，阳明与太阴相表里，故太阴为中见之气)……"

〔5〕《素问·至真要大论》引文无误。

**【读案心得】** 本案头痛之辨证，引录《黄帝内经》五篇相关原文解析之。其始因"三年前患伤寒后"，而目前证候，盖为太阳病治之不当，转属阳明也。头痛之诱因：日光曝之与向火，以日与火同类也。头痛之特点与兼症：一遇阳光与向火"即发头痛，痛甚则身热，热甚则口渴，渴甚则多饮，饮甚则作吐，吐已而头痛亦已"。本次来诊为"适疾作，诊之脉浮而滑"。如此脉象，为辨证之关键，这正如《伤寒论》第

176条所曰："伤寒，脉浮滑，此以表有热，里有寒（按：在《伤寒论》'寒'字有广义与狭义之分，广义而言，'寒'当'邪'字解。此条'里有寒'这个'寒'字，是泛指邪气，具体而言，是指的热邪），白虎汤主之。"张氏精通经典，诊得此脉，"不禁恍然大悟，乃白虎汤治之，诸证悉愈，头痛亦止"。由此更可知，临床上精准平脉辨证，治病求本之至关紧要也。再将患者病情从经络辨证进行分析，其病机特点，为"内热因外热所触，内外相争"所致，总以阳明病而热蕴于内为本。"唯其痛在额前"，"以及环唇发赤，间生小疮"者，则为胃热循经上行于面之经脉病变。以其"胃足阳明之脉……挟口环唇……至额颅"也。

**【相关条文】**

伤寒，脉浮滑，此以表有热，里有寒，白虎汤主之。（176）

三阳合病，腹满，身重，难以转侧，口不仁，面垢，谵语，遗尿。发汗则谵语；下之则额上生汗，手足逆冷。若自汗出者，白虎汤主之。（219）

伤寒，脉滑而厥者，里有热，白虎汤主之。（350）

伤寒脉浮，发热无汗，其表不解，不可与白虎汤。（170）

方药用法：知母六两，石膏一斤（碎），甘草二两（炙），粳米六合。上四味，以水一斗，煮米熟汤成，去滓，温服一升，日三服。


# 借大承气汤治狂证（手抄本作"症"）论


陈廷俊与余闲谈，言及其戚钟三，性素暴躁（手抄本无"躁"字），因事拂意，遂病狂，逾垣上屋，轻便如猿，击物殴人，有力如虎，时而詈（lì 立：骂）骂，不避亲疏，时而惊恐，言见鬼神，制之不止，药之无灵，举家惶惑，莫知所措，疑是祟（古通作"妖"）异，许为禳（ráng 瓤：向鬼神祈祷消除灾殃）解，居然少安，以是奇之。余曰：鬼神凭人，世诚有之，若钟之狂，恐非此类也。越三日，陈又来言，钟狂复作，乞为诊之。余曰：其狂如此，宁肯容诊，据所述状，治之何如？陈颔之。遂为立大承气汤，方畀（bì 毕：给予）之，自是杳（yǎo 咬，杳然：毫无消息）然，月余陈来言，始知其愈也。盖陈以方与钟家后，因事远行，其家与服，至臻（zhēn 真：达到）宁静而止。

论曰：癫狂之病，《内经》立有专篇，种类繁多，论列甚详。此症（手抄本作"证"）则属于阳明燥热邪实之狂也。何以言之？四肢者诸阳之本也，阳盛则四肢实，实则能登高，故能逾垣上屋轻便如猴也。阳明厥则喘而悗（wǎn 晚：烦闷。《甲乙经》卷七第二，"悗"作"闷"），悗则恶人，故有时惊恐也。阳盛则使人妄言詈骂，不避亲疏，故遇人辄骂也（上引《内经》，均见《阳明脉解》篇——张氏自注）[1]。阳明热甚，目为火蔽（手抄本作"大蔽"），妄见而妄言，故如见鬼状也（见《伤寒论》阳明篇及《厥论》篇——张氏自注）[2]。综观所见诸象，确为阳明实热之狂，《生气通天论》[3]曰：阴不胜其阳，则脉流薄疾，并乃狂。《宣明五气》篇[3]曰：邪入于阳则狂。《九针》篇[3]曰：邪入于阳则为狂。故余借用大承气汤，以去阳明之邪热而救阳明之真阴，宜乎愈矣。

## 【引经校注】

〔1〕《素问•阳明脉解》曰："……阳明厥则喘而悗，悗则恶人。……四肢者诸阳之本也，阳盛则四肢实，实则能登高也。……妄言骂詈，不避亲踈……"踈，古同疏。

〔2〕《伤寒论》第212条（阳明病篇）有"独语如见鬼状"之言。《素问•厥论》曰："阳明之厥，则癫疾欲走呼，腹满不得卧，面赤而热，妄见而妄言。"

〔3〕《素问·生气通天论》《素问·宣明五气》《灵枢·九针论》引文皆无误。

**【读案心得】** 本案狂证之治疗，张氏凭着深厚的经典根基与丰富的临床经验，以大承气汤"去阳明之邪热而救阳明之真阴"，"至臻宁静而止"。狂证之病机，《黄帝内经》立有"癫狂"专篇，并有多篇论之，以上张氏已论及。《难经·二十难》将"癫狂"之病机概括为八个字，即"重阳者狂，重阴者癫"。《金匮要略》第十一篇第12条论及癫狂曰："阴气衰者为癫，阳气衰者为狂。"对此历代注家有不同见解。现代对《金匮》有深入研究的国医大师李今庸说：此文如用现在一般字义理解，把"衰"字当作"虚少"解释是不能把它读通的，必须根据《说文·衣部》所谓"衰，草雨衣"之义，作"重叠"讲，始与《难经·二十难》"重阳者狂，重阴者癫"之义相符合（《读古医书随笔》）。总之，《内》《难》、仲景论狂证之病机要点，不外"阳盛"二字。而人体之三阴三阳，阳明为多气多血之经，故阳盛者多表现为阳明热甚。热甚则动，故狂证则多表现为躁动超常之证候。《伤寒论》第212条曰："伤寒……不大便五六日，上至十余日，日晡所发潮热，不恶寒，独语如见鬼状。若剧者，发则不识人……谵语者，大承气汤主之。"此乃阳明腑实证重症之证候，治以大承气汤泻下燥屎则愈。而本案借用大承气汤治之，意在泻热，以釜底抽薪，不在乎有无燥屎也。本案患者"病狂……时而惊恐，言见鬼状"，乃始"因事拂意"而病，即肝郁化火，火热炼液成痰，痰火干扰神明，神明失常也。"心病还得心药医"，必须有针对性的思想开导以治因，有切合病情的方药以治果，二者兼顾才好。

**【相关条文】**

大承气汤出自《伤寒论》第238条，仲景书涉及大承气主治（……主之、可与……、宜……）的方证30余条，诸如《伤寒论》208、209、212、215、217、220、238、240～242、251～256、320～322；《金匮要略》二·13、十·13、十·21～23、十七·37～40、二十一·3、二十一·7。此处不一一列举。

方药用法：大黄四两（酒洗），厚朴半斤（炙，去皮），枳实五枚（炙），芒硝三合。上四味，以水一斗，先煮二物，取五升，去滓，内大黄，更煮取二升，去滓，内芒硝，更上微火一两沸。分温再服。得下，余勿服。

# 借大承气汤治不寐证论

傅汲先过余曰，吾尝终日不食，终夜不寐，奈何？问其病因，曰起于病后；问其久暂，曰已历两年；问其胸膈，曰胀闷；问其大便，曰久溏；问其食量，曰甚小；问其知饥否？曰不知；问其不寐常如一否？曰食偶多即辗转达旦，近已废止午餐，夜眠稍安。望之面黄瘦，切之脉弦实。因即望问切三者，参伍以察，允以大承气汤为的。且告曰：此乃胃实不和症，下之正以补之也。傅从之，一剂成寐，再剂食增矣。

论曰：胃为水谷之海，主于容纳，脾为之化行，肠为之传送，其精微者，既出胃之两焦，以溉五脏，又别出两行，荣行脉中，昼夜五十营，卫行脉外，行阳二十五度，行阴二十五度，荣卫和偕（手抄本作"谐"），阴阳相将，夙兴夜寐，各安其常，此平人之常度也。此症（手抄本作"病"）乃大病后，胃失其调，腹中之秽菌（菌字为西医学用语。张有章《伤寒论讲义》中多以西医学知识解说《伤寒论》原文，其中西医汇通之解说，难免牵强附会，如本文"秽菌"之类）不能下行，胃府邪实，善满不化，故不饥而不（手抄本无"不"字）能食。阳明之悍热反以上逆，阳伤其阴，荣卫不和，故夜不成寐。《逆调论》曰：阳明者胃脉也，胃者六府之海，其气亦下行，阳逆不得从其道，故不得卧也[1]。《下经》曰：胃不和则卧不安，此之谓也[2]。《太阴阳明》篇曰：阳受之则入六府，入六府则热不得卧[3]，此其证也。故用大承气汤急下之，降其实热，救其真阴，盖师《内经》邪实者去之,中满者泻之[4]之意云尔。

## 【引经校注】

〔1〕《素问·逆调论》之引文,仅"阳明逆不得从其道"一句缺一个"明"字,其他无误。

〔2〕所引录之《下经》,王冰注云"上古经也"。

〔3〕《素问·太阴阳明论》曰:"阳受之则入六腑,阴受之则入五脏。入六腑则身热不时卧……"

〔4〕《素问·阴阳应象大论》篇有"中满者泻之于内"一句。

**【读案心得】** 本案之主诉:终日不食,终夜不寐。其病因:起于病后。其病史:已历两年。其问诊之具体病情,为胸膈胀闷、大便久溏、食量甚少且不知饥、进食偶多即不寐等;其望诊"黄瘦",即面黄体瘦也;其切诊"脉弦实",经文曰"脉弦者生,涩者死"(212),"脉实者,宜下之"(240)。患者病状稀奇,病情复杂,虚实夹杂,似乎虚象为著也。张氏平脉辨证,三诊合参,独具慧眼,透过表象,看透本质,诊断"此乃胃实不和症",以"大承气汤急下之,降其实热,救其真阴","下之正以补之也……一剂成寐,再剂食增"。本案患者之病状求知经典,医圣之书具有类似表述,如《伤寒论》第215条曰:"阳明病……反不能食者,胃中必有燥屎五六枚也……宜大承气汤下之。"本案"终日不食……问其大便,曰久溏",这又与《伤寒论》第321条所曰"少阴病,自利清水,色纯青……急下之,宜大承气汤"证可互参而启悟也。但认证之关键还是平脉以辨证。总之,本案取得神奇之良效,乃良医善学经典、活用经方者也。若非良医慧眼,岂敢以泻下峻剂治"久溏"之患耶?《顾氏医镜》(又名《顾松园医镜》)中云"大实有羸状"。本案"羸状"多,唯"脉弦实"为"大实"之真机,此乃中医独到之诊法。欲成为中医之良医者,必须在脉诊上下功夫。

# 借茵陈蒿汤治茎中割痛证论

前湖南军署副官齐韵臣,年约五十,体甚肥而色黄,居汉上。患心痛彻背,气上喘息,脉象沉迟,余以括(应为"栝"字,手抄本作"瓜")蒌薤白半夏汤治愈。齐感之,越数日设燕(通"宴")相酬,言及前病一药如失,极赞不已,座客随声和之,畅饮欢呼,齐已过量,复强挽偕游老圃,深夜始散。逾三日夜半,齐遣人敲门,谓患他病,往见之,言服前方已愈,恐再发,又服数剂,溺似不利,游圃归,每溺已,其窍痛如割,几不欲生,移时略止,又欲溺,痛如之,已三日夜矣,求急救之。余正凝思间,见几置(手抄本无"置"字)有残余之西瓜数瓣,嘱齐食之,痛即渐减,复令煎服茵陈蒿汤遂瘳。

论曰:此病因内有寒饮,遂成为心痛彻背之阴寒证,继为药、酒所误,乃变为茎痛欲死之湿热证(手抄本作"症"字),诚以阴阳变化不一,寒热迁移无定,故为医者,必须深明标本,熟谙顺逆者,此也。所谓其始为阴寒证者,何乎?诊之脉象沉迟者,寒邪在里,其为阴寒一也。气上喘息者,阳气不通,其为阴寒二也。心为阳中之太阳,心而患痛(手抄本作"疼"字),其为阴寒三也。背为身中之至阳,背而彻痛(手抄本作"疼"字),其为阴寒四也。所谓其继为湿热者,何乎?推之瓜蒌薤白半夏汤之方,原为通阳温肺散寒涤饮之剂,病邪既去,不宜再(手抄本作"在"字)服,多服原欲绝其根,过温乃适助其热,且以心与小肠相为表里,心热由小肠而(手抄本无"而"字)下遗,膀胱已受有湿热,而溺中觉痛矣。《经别》篇曰:手太阳之正,指地,列于肩解,入腋走心系(手抄本作"击"字)小肠[1]。《本输》篇曰:心合小肠是也[2]。复以不知节制,极饮过度,酒气慓悍,先行阳明,宗筋滋润尤赖阳明,阳明独遗慓悍之气于宗筋,宗筋不得水谷之精(手抄本作"气"字)于阳明,湿热凝聚于宗筋而溺后急痛矣。《痿论》篇曰：阳明者，五脏六腑之海，主润宗筋[3]。《厥论》篇曰：酒气与谷气相薄，热盛于中，故热遍于身，内热而溺赤也[4]，是也。是以初令食西瓜以利其小水，痛即少止，后遂用茵陈蒿汤，开其郁热，痛乃痊愈。然而用茵陈蒿汤借治此症者，乃依据仲圣之意也。何以言之？盖以茵陈蒿汤，原以用治谷瘅（古同"疸"）者，仲圣书中言证而并出方者，仅有两条，一见于阳明篇，其文曰：但头汗出而身无汗，剂颈而还，小便不利，渴饮水浆者，此为瘀热在里，身必发黄，茵陈蒿汤主之。一见于黄瘅病篇，其文曰：谷瘅之病，寒热不食，食即头眩，心胸不安，久久发黄为谷瘅，茵陈蒿汤主之。言证而不出方者，亦有两条，均见于黄瘅病篇，其文曰：风寒相搏，食谷即眩，谷气不消，胃中苦浊，浊气下流，小便不通，阴被其寒，热流膀胱，身体尽黄，名曰谷瘅。又曰：阳明病脉迟，食难用饱，饱则发烦头眩，小便必难，此欲作谷瘅[5]，虽下之，腹满如故，所以然者，脉迟故也[5]。以上已将茵陈蒿汤与谷瘅证悉行综引，兹再与此证参合而比例之，此证心热下遗膀胱者，即与曰浊气下流，曰热流膀胱之理颇合也。其饮酒过量，湿热留胃者，即与曰谷气不消，胃中苦浊，食难用饱，饱则发烦之证略同也。其溺后急痛者，即与曰小便不利，渴饮水浆，曰小便不通，曰小便必难之病较厉也。此其同者，惟彼则病太阳之表而发黄，此则病太阳之府而溺痛，稍有不同耳。证候虽异，病因实同，故以茵陈蒿汤借治之，因能获效也。

## 【引经校注】

〔1〕《灵枢·经别》之引文无误。所曰"指地"，《太素》卷九经脉正别注："地，下也，手太阳正，从手至肩，下行走心，系小肠，为指地也。"

〔2〕《灵枢·本输》曰："肺合大肠，大肠者，传道之府；心合小肠，小肠者，受盛之府……"

〔3〕《素问·痿论》之引文无误。

〔4〕《素问·厥论》之引文无误。引文之前两句曰："此人必数醉若饱以入房，气聚于脾中不得散……"

〔5〕《金匮要略·黄疸病脉证并治》之第 2 条部分引文引录无误；第 3 条引文，于"阳明病脉迟"后有一"者"字，其他无误。

**【读案心得】**　本案之茎中割痛证，审病求因，缘于宴请酬谢饮酒过量，又因过量服用瓜蒌薤白半夏汤。为何以茵陈蒿汤治之？张氏引录《黄帝内经》、仲景书相关原文为据，并阐述异病同治之理，即"证候虽异，病因实同，故以茵陈蒿汤借治之，因而能获效也"。因此，中医识病论治，必须明理，方可治用经方而获取良效。需要强调说明，本案之捷效，贵在将《黄帝内经》之论和仲景之学密切联系，以《黄帝内经》之文论阳明与宗筋（阴茎）的关系，以仲景之学论谷疸与阳明的关系，并引出中的之方茵陈蒿汤，张氏解析层层递进，逻辑严谨，所谓融会贯通，于此可见一斑。

## 【相关条文】

阳明病，发热汗出者，此为热越，不能发黄也。但头汗出，身无汗，剂颈而还，小便不利，渴引水浆者，此为瘀热在里，身必发黄，茵陈蒿汤主之。（236）

伤寒七八日，身黄如橘子色，小便不利，腹微满者，茵陈蒿汤主之。（260）

谷疸之为病，寒热不食，食即头眩，心胸不安，久久发黄为谷疸，茵陈蒿汤主之。（十五·13）

方药用法：茵陈蒿六两，栀子十四枚（擘），大黄二两（去皮）。上三味，以水一斗二升，先煮茵陈，减六升，内二味，煮取三升，去滓，分三服。小便当利，尿如皂荚汁状，色正赤。一宿腹减，黄从小便去也。

# 借小柴胡汤治偏头痛证论

己未由奉抵京，寓（yù，音义同"寓"）城东北隅之梯子胡同，与易浚家先生比邻而居，常相过从，乃知先生素有偏头痛病，月数发，发则往来寒热，面赤，不欲食，脉象弦数。问治于余，余以小柴胡治之而愈。未几复发，服前方又愈。先生因虑此汤不能除根，嘱再易方。余曰：否，果能接服多剂，必能除也。近与晤谈，并不闻及。

论曰：此乃寒邪逆于少阳之经，寒热互结而成之偏头痛也。盖以寒入于内，相火被郁，邪气稽留，苑结既久，热气内发，与寒相争，开阖不利，寒热往来，邪随其经，乃攻于头矣。痛在额之两侧者，胆足少阳之脉上抵头角，三焦手少阳之脉上出耳角，少阳经病，故额之两侧痛也。脉象弦数者，弦则为寒，数则为热，少阳主半表半里之气，少阳病故发寒热也。面色赤者，相火逆于上也。不欲食，木火逆于胃也。故用小柴胡汤专以疏解少阳之经气，兼以和阳明之中土，经气得治，头痛自愈。《厥病》篇曰：头半寒痛，先取手少阳阳明，后取足少阳阳明[1]，此其意也。

## 【引经校注】

〔1〕《灵枢·厥病》之引文无误。所曰"头半寒痛"，即偏头有冷痛感。

**【读案心得】** 本案之偏头痛证治，张氏在"论"中已分析得十分明白。其成因，"此乃寒邪逆于少阳之经……邪随其经，乃攻于头矣"。其病位，由于足少阳胆经"上抵头角"，手少阳三焦经"上出耳角"，故少阳经病之头痛则痛在"额之两侧"。《伤寒论》第263条至272条是"辨少阳病脉证并治"，其中第265条曰："伤寒，脉弦细，头痛发热者，属少阳。"主方是小柴胡汤。张有章精通仲景书，本案辨治，必师法之。后世医家们将《伤寒论》之诊治体系归纳为"六经辨证"。深入研究可知,仲景书全部原文内容,既有经络辨证,又有脏腑辨证。张有章《伤寒借治论》之 50 个案例的分析,都是学宗《黄帝内经》与仲景书,以经络辨证与脏腑辨证去分析每个案例,从而借《伤寒论》之方治之而取效。如此作为谈何容易!这需要下苦功夫去攻读《黄帝内经》与仲景书也。

## 【相关条文】

小柴胡汤出于《伤寒论》原文第 96 条,而仲景书涉及小柴胡汤证之原文大致 20 条,诸如《伤寒论》37、96～101、103、144、148、149、229～231、266、379、394;《金匮要略》十五•21、十七•15、二十一•2。

方药用法:柴胡半斤,黄芩三两,人参三两,半夏半升(洗),甘草(炙),生姜(切)各三两,大枣十二枚(擘)。上七味,以水一斗二升,煮取六升,去滓,再煎取三升,温服一升,日三服。若胸中烦而不呕者,去半夏、人参,加栝蒌实一枚;若渴,去半夏,加人参合前成四两半,栝蒌根四两;若腹中痛者,去黄芩,加芍药三两;若胁下痞硬,去大枣,加牡蛎四两;若心下悸、小便不利者,去黄芩,加茯苓四两;若不渴、外有微热者,去人参,加桂枝三两,温覆微汗愈;若咳者,去人参、大枣、生姜,加五味子半升,干姜二两。


# 借小柴胡汤治颈侧肿烂证论


己酉秋,辽阳县属,患耳下耳前耳后焮肿证者,比比皆是,流行最广。初起脉见数,身见寒热,稍久或肿涉(手抄本"涉"后有"及"字)咽喉,或外见破烂,治鲜得法,死者甚众。其时伯兄为辽阳医院医官,治法较超,求者益夥(huǒ 火:此处理解为"多"),日以此证就诊者,不下百数十人,适余过辽,留余为助,且语余以人参败毒及越鞠丸两方加减为大法,行之数日不能悉验,乃以小柴胡汤主之，间亦随证如法加减，如鼓应桴，愈者竟登报端。粘通衢（qú 渠：古同"躍"，行走的样子。手抄本"衢"作"衢"。衢 qú，四通八达的大路。据前后文，以"衢"字更确切）以广其传，旋即扑灭，虽因秋气之衰，然因获此方而活者，殆以众矣。

论曰：颈侧为少阳经脉之部位，小柴胡汤为少阳清散之主方。腠理之气，少阳所主，少阳之上，相火所主。腠者是三焦通会元真之处，理者是皮肤脏腑之文理（见《金匮》脏腑经络先后病脉证篇——张氏自注）[1]，乃荣卫往来之路，少阳三焦之表也。少阳感受外寒，中伤外表，逆于腠理之间，塞其气分，动其相火，而脉见浮数矣。病其开阖，折其枢（手抄本"枢"作"柜"，盖为误字也）转，而外见寒热矣。侵其经脉，传其部位，而颈侧间轻则为肿，如《痈疽》篇所谓寒邪客于经络之中，则血泣，泣则不通，不通则卫气（手抄本无"气"字）归之，不得复反，故痈肿[2]者是也。重则为烂，如《玉版》篇所谓阴阳不通，两热相搏，乃化为脓[3]者是也。因用小柴胡汤通其营卫，以解表里之寒热；平其相火，以和经气之邪逆，借而治之，方证允合。

## 【引经校注】

〔1〕《金匮要略·脏腑经络先后病脉证》第 2 条："腠者，是三焦通会元真之处，为血气所注；理者，是皮肤脏腑之文理也。"

〔2〕《灵枢·痈疽》之原文，于"泣则不通"前有一"血"字，其他引文无误。原文之"泣"与"涩"同。《素问·五脏生成》："凝于脉者为泣。"王冰注："泣，谓血行不利。"

〔3〕《灵枢·玉版》之引文无误。

**【读案心得】** 本案之发病特点，与中医说的"痄腮"，西医说的"流行性腮腺炎"颇类似。该病是由腮腺炎病毒引起的呼吸道传染病。主症为腮腺肿大、胀痛，伴有发热等，严重的并发症可危及生命；好发于儿童及青少年；冬春季高发，但四季均可发病。现今接种疫苗可预防之。所述治疗经验，是"以人参败毒及越鞠丸两方加减为大法"，如此方法治之"不能悉验"者，以小柴胡汤为主方，随证加减，"如鼓应桴"。该方有如此良效，与足少阳胆经之循行路线（至耳后、经耳前、下经颈部）密切相关。邪气侵入少阳经之颈侧，热毒郁结，"小柴胡汤为少阳清散之主方"，随证加减，更加切合，故效如桴鼓。

# 借小柴胡汤治耳聋证论

金人铭，清真教之长教者也。年及壮，神甚惫，居恒不欲语，饮食甚少，尤不耐劳，劳则耳鸣而聋，目眩而晕。问于医，医云肾虚，宜以地黄丸滋补之，竟无效，疑药力微薄，连服半月，耳竟无闻，胸胁觉满。诣寓索诊，脉见弦数，因告之曰：君病在少阳经，与肾无涉，小柴胡汤可统治之。金曰：我非伤寒，治以伤寒之方何居？余曰：《伤寒论》一书，乃分六经六气最详之书，为百病所同，非伤寒所独也。今以见证属于少阳，又以脉弦而数，定为少阳火郁，治以此方，甚合郁则发之之义，幸勿泥之。金闻而诺之，后遇金于沈，自言服方乃瘥，随服数十剂，耳益聪，目益明，神益清，至今犹不忍辍（chuò 绰：停止，指"服方乃瘥，随服数十剂"，至今仍不肯停止服药）云云。噫！世之妄议柴胡者，盍（hé 和：何不）即本草而读之。

论曰：耳者为肾脏之窍，又为少阳之脉所络。少阳乃初生之气，而生于肾脏之中，故曰：少阳属肾，以其气相通也。或有肾脏之精气虚，以致少阳之气不升而聋，法当补其肾脏之虚。或有少阳之相火壮，以致肾窍之耳不通而聋，法当清其少阳之火。故治耳聋者，不可偏注于肾脏而遗少阳，亦不可独重于少阳而遗肾脏。余尝以真武汤治肾虚耳聋，取效如神，此补肾以治耳聋也。此证居恒不欲语，即小柴胡（手抄本无"胡"字）证所谓默默也。饮食甚少者，即小柴胡证所谓不欲饮食也。况弦数之脉，胸满之证，皆属少阳也。故以小柴胡汤清解少阳游火，肾窍自通，此清少阳以治耳聋也。《决气》篇曰：精脱者，耳聋[1]。《五阅五使》篇曰：耳者肾之官也[2]。《刺热》篇曰：热病身先重，骨痛，耳聋，刺足少阴，病甚刺五十九刺[3]。《热病》篇曰：热病身重耳聋而好瞑，取之骨，以第四针，五十九刺骨[4]，此治肾以治耳聋之证也。《五脏生成》论篇曰：狗蒙招尤，目瞑耳聋，下实上虚，过在足少阳、厥阴，甚则入肝[5]。《寒热》篇曰：暴聋气蒙，耳目不明，取天牖[1]。《厥病》篇曰：耳聋无闻，取耳中[1]。《杂病》篇曰，聋而不痛者，取足少阳[1]。《通评虚实论》曰：暴厥而聋，偏塞闭不通，内气暴薄[1]。《伤寒》少阳篇曰：少阳中风，两耳无闻[6]。此治少阳以治耳聋之证也。是以病证虽同，病源有异，故为医者，审（审者，指审察病情）不可以执一也。


## 【引经校注】

〔1〕《灵枢·决气》《灵枢·寒热病》《灵枢·厥病》《灵枢·杂病》《素问·通评虚实论》之引文均无误。

〔2〕《灵枢·五阅五使》"黄帝曰：愿闻五官。岐伯曰：鼻者，肺之官也；目者，肝之官也；口唇者，脾之官也；舌者，心之官也；耳者，肾之官也。"以上论述五脏与官窍的关系，"官"者，窍也。

〔3〕《素问·刺热》曰："热病先身重，骨痛，耳聋好瞑，刺足少阴，病甚为五十九刺。"

〔4〕《灵枢·热病》曰："热病身重骨痛，耳聋而好瞑，取之骨，以第四针，五十九刺……"

〔5〕《素问•五脏生成》之原文"狗"为"徇"字,其他无误。徇蒙招尤:指目摇而视不明,身体摇动不定,即今之"眩晕"症。

〔6〕《伤寒论•辨少阳病脉证并治》第264条:"少阳中风,两耳无所闻……"

【读案心得】 本案之耳聋证治及其解析,学术价值极高!高明之处,首先是少阳火郁耳聋与肾虚精亏耳聋之辨。病属少阳,脉见弦数,此乃少阳火郁之脉也;足少阳胆经之分支"入耳中",少阳火郁,肾窍难通,故耳聋也;"居恒不欲语,饮食甚少"者,为小柴胡汤证主症之类也;误服"地黄丸滋补"半月后,耳聋加重,且"胸胁觉满"者,此乃误补所致肝胆经脉郁滞也。总之,少阳火郁,郁则发之,"以小柴胡汤清解少阳游火,肾窍自通",耳聋自聪。若肾虚耳聋,自有其脉证特点。本案高明之二,为张氏悟透并阐明:"《伤寒论》一书,乃分六经六气最详之书,为百病所同,非伤寒所独也。"

# 借小柴胡汤治瘰疬证论

邻妇,年二十许,性暴戾,初患瘰疬,余见之,许为治,不信,盖以此证中医能治者或寡也。久之,两耳前后及颈侧如累累然。往基督教医院,剖而取之,全愈始归。未几又发,复往取之,如是者三,旋取旋发,欲委不治,而颏(音义同"腮")日庞,颈日肿(手抄本作"重"),形体渐瘦,月事不下,寒热往来,饮食日减,病势危急,又难悉听自然,乃复乞诊。其脉弦且紧,遂以小柴胡汤治之,伸(指"舒展")伏明("伏明"为运气术语。五运主岁,火运不及称为"伏明"。《素问•五常政大论》曰:"其不及奈何?岐伯曰:木曰委和,火曰伏明")之火郁,而遂畅达之生机,揆与经合,仅服十数剂悉愈。虽然,人言西医手术最精,较之中医方药之妙,为何如耶?

论曰：瘰疬之病源及（手抄本作"与"）治法，今医多昧其由，兹依《内经》之文而分之。《寒热》篇黄帝问于岐伯曰：寒热瘰疬在于颈腋者，皆何气使生？岐伯曰：此皆鼠瘘，寒之毒气也，留于脉而不去者也。黄帝曰：去之奈何？岐伯曰：鼠瘘之本，皆在于脏，其末上出于颈腋之间，其浮于脉中，而未着于肌肉，而外为脓血者，易去也[1]。以此病之起，其本在于肾脏，其末见于少阳，何以言之？肾脏为生气之原，颈腋为少阳之部，肾脏挟其毒气浸淫于少阳之部，少阳从其所合，盘结于血脉之间，少阳属肾，经气相通，交互结聚，瘰疬乃生矣。而且月事不下者，肾胞精血虚竭也；寒热往来者，开阖之机不利也；饮食日减者，相火食气也；脉象弦紧者，二少俱病也。故曰此病之起，其本在肾脏，其末见于少阳。以上所言，乃瘰疬之病源也。《寒热》篇曰：黄帝曰，去之奈何？岐伯曰：请从其本引其末，可使衰去而绝其寒热[1]。《骨空论》曰：鼠瘘寒热，还刺寒府，在附膝外解荣。取膝上外者，使之拜；取足心者，使之跪[2]。寒府者，马注（明•马莳著《黄帝内经素问注证发微》《黄帝内经灵枢注证发微》）谓即足少阳胆经之阳关穴也。足心者，张注（清•张志聪著《黄帝内经灵枢集注》）谓即足少阴肾经之涌泉穴也。今以小柴胡治之，方内柴胡根生白蒻（ruò 弱：古书上指嫩的香蒲），委美可食，感一阳之气而生，故能转少阳之枢，此则有合于《内经》引其末，刺寒府之意也；半夏气味辛平，形圆色白，感一阴之气而生，故能泄少阴之毒，此则有合于《内经》从其本，取足心之意也；人参、甘草、大枣，能滋益中焦水谷之气；黄芩气味苦寒，能疏解肌肉留滞之热。中土既补，邪热又去，营卫自调，寒热乃已，此则有合于《内经》可使衰去，绝其寒热之意也。以上所言，乃瘰疬之治法也。

## 【引经校注】

〔1〕《灵枢·寒热》之原文引文有两处错误：前面之"寒之毒气也"一句，缺一"热"字，应为"寒热之毒气也"；后面之"而未着于肌肉"一句，缺一"内"字，应为"而未内着于肌肉"。"寒热篇"第2段引文无误。

〔2〕《素问·骨空论》曰："鼠瘘（指瘰疬已破溃）寒热，还刺寒府，寒府在附膝外解营。取膝上外者，使之拜（取膝上外解骨缝之穴，应使膝微屈）；取足心者，使之跪。"

## 【读案心得】

少阳经脉起于目锐眦，上头角，下耳后，至肩入缺盆。患者性情粗暴乖张，肝胆气郁，邪犯少阳，肝胆气机不利，胆火炼津为痰，肝气夹痰火壅滞胆经，则两耳前后及颈侧如累累然；邪犯少阳，正邪交争，则见往来寒热；其脉弦且紧，亦为少阳之脉象。小柴胡汤和解少阳，疏利肝胆之气机，清泻少阳之火，使邪热得清，痰火得消，而获"枯木逢春"之效。张氏解析小柴胡汤方中柴胡、半夏、黄芩之功效，颇有新义，可谓该方独到之见解也。相互比较，西医疗法"剖而取之""旋取旋发"的治疗方法，犹如斩草不能除根。由此而见，只有谨守病机，对症下药，方为治本之法。

时至今日，现代检测手段日益先进而多样，如B超、CT、核磁等精确检测，发现体内许多部位之结节、囊肿、结石等实物。西医治之，多采取手术切除，但其后果则有本案之"剖而取之"而复生之忧。中医之识病辨证论治，结合专方专药，确有本案之标本兼治之功效。近年来，笔者效法《罗元恺妇科学讲稿》一书中治"乳癖"之经验方"乳腺散结汤"（柴胡10g，青皮10g，郁金10g，炒白芍20g，橘核10g，桃仁10g，浙贝15g，海藻10g，丹参10g，生牡蛎20g，生麦芽20g，薏苡仁30g。该方剂量为笔者经验），结合辨证略作加味，治乳腺结节，坚持两三个月，具有肯定疗效。笔者从一个既有乳腺结节，又有甲状腺结节的案例发现，该经验方亦有消减甲状腺结节之肯定疗效。这体现了"异病同治"的法则。本着发挥中医药学的优势与弘扬国粹的情怀，笔者将传承名医经验的成功经验分享于此，以飨读者。

# 借小柴胡汤治胁下坚证论

有黄铸农者，河南光山之翘秀也。惟一子于七八岁时，即患腹坚，因无痛苦，漠然置之。后见其舅家相继而死者八人，皆与其子同病也，顿形危惧，已亦抱病，乃遣佃携其子于鄂垣（旧指湖北省省城武昌）同仁医院，治之三越月（越者，超过，超越也。三越月，即越三月之意。名人有"阅月"之文，如明·李贽《又与从吾书》："无念来归，得尊教，今三阅月矣。"郭沫若《月蚀》："我们回到上海来不觉已五阅月了。"可知"阅月"意指度过，经过。如此，"越月"与"阅月"意思相同），费已不资，而终寡效。出院寓（居住）诸逆旅（即客居外地）时，余适亦在鄂（湖北的别称），与之同寓，闻余知医，愿以百金为谢，乞为治，吾拒之。乃遍求同寓识余者，为之环请，情有难却，允之，佃遂与黄子偕至。问其年，才十五，面极黄瘦，腹则蟠然（如蟠桃之屈曲扁圆），解衣探之，大腹之左，坚如石，大如盘，重按之，又觉其坚不在腹内，而贴皮肉边际，厚约数分，酷似桂甘姜枣麻辛附子证；切其脉弦而细，又言口苦目眩，乃知其病实属少阳也。以小柴胡汤令分四服，至三剂时矢气，五剂时（手抄本作"则"）见消，不十剂其坚硬竟消十之七八，殆将成功，而佃以将归为请，余极劝阻，终不可留。后闻人言，佃乃讬词骗谢，卒令黄子死于汉口某医院（此句大意：佃人狡诈，存心不良，找借口请求不治了，实则转到"汉口某医院"，以骗取其酬谢不义之财）。噫！佃人何其狡而诈耶？谓非数耶？

论曰：此证乃胁下坚硬，邪积（手抄本作"积邪"）募原之少阳经病也。胁下何为而坚硬乎？《水胀》篇所谓帝曰：肠覃（xùn 迅：病名，指附肠而生之肿物）何如？岐伯曰：寒气客于肠外，与卫气相搏，气不得营（原文"营"作"荣"），因有所系，癖而内著，恶气乃起，瘜肉乃生。其始生也，大如鸡卵，稍以益大，至其成如怀子之状，久则离脏（原文"脏"作"岁"），按之则坚，推之则移，月事以时下，此其候也[1]，是也。邪何为而积于募原乎？《百病始生》篇所谓是故虚邪之中人也，留而不去，传舍于肠胃之外，募原之间，留着于脉，稽留而不去，息而成积[2]者，是也。证何由知为少阳经乎？以募原为少阳所主，而卫气夜间之所循行者也。胁下为少阳之部，而胆脉之所经行者也。一旦寒气客之，邪盛则正衰，寒留则气阻，既病其主，遂及其部，卫气不行，邪留不去，凝积日久，胁乃成坚，此可证胁坚为少阳证也。肠外之募原，为三焦所主，肉外之肌肉，亦为三焦所主，肠外之募原，既因寒客，卫气不通而成坚硬矣。内外之肌肉，亦必因寒阻，卫气不通而发热矣，此可证身热之为少阳证也。病在肠外，胃尚未伤，水谷犹能消化，饮食所以仍如故也。癖着募原，侵蚀正气，病在三焦，相火食气，精气为所侵蚀，面色所以黄而瘦也。此可证其饮食及面黄，又为少阳证也。小柴胡汤何由而能治之乎？盖以柴胡气质轻清，生于春日，一茎直上，茎中松白，有似人身网膜，故能透达三焦之膏募（手抄本作"原"），推陈致新而化坚硬；黄芩气味苦寒，外坚而内空（手抄本无"空"字）腐，故能清解躯形之浮热，可疗恶疮以去游火；人参甘寒，主补五脏以遏壮火；甘草、大枣甘平，滋养中焦以攻逐积聚；兼有生姜、半夏之辛散，一以佐柴、芩而驱邪，一以行甘草、大枣之泥滞，是故胁下坚之证，可用小柴胡汤以治之也。

### 【引经校注】

〔1〕《灵枢·水胀》之原文基本无误，其括号内两处校注为笔者所加。

〔2〕《灵枢·百病始生》曰："是故虚邪之中人也……留而不去，传舍于肠胃之外，募原之间，留着于脉，稽留而不去，息而成积（息，生长的意思。言虚邪滞留于脉，逐渐长大而成积病）。"

【读案心得】 本案以小柴胡汤治胁腹坚硬,其腹诊详审病位,真精细也!其疗效令人惊叹,真神奇也!如此疗效,缘于张氏熟识小柴胡汤证之主症特点,其审病辨证之理论,源于《灵枢》之《水胀》篇与《百病始生》篇的相关论述。总之,"此证乃胁下坚硬,邪积募原之少阳病也。……以募原为少阳所主……肠外之募原,为三焦所主,肉外之肌肉,亦为三焦所主,肠外之募原,既因寒客,卫气不通而成坚硬矣。……癖着募原,侵蚀正气,病在三焦,相火食气,精气为所侵蚀,面色所以黄而瘦也。"可用小柴胡汤治之者,以柴胡"能透达三焦之膏募",推陈致新";黄芩"能清解驱形之浮热";并以参、草、枣之甘补,扶正以攻积;姜、夏之辛散,既"佐柴、芩而驱邪",又"行甘草、大枣之泥滞"。如此轻清、甘补、辛散平淡之剂,疗治腠理(《金匮要略》第一篇第 2 条曰:"腠者,是三焦通会元真之处,为血气所注;理者,是皮肤脏腑之文理也")坚硬之病,真乃鬼斧神工之力也。古圣良方用之得当,其效显著。

# 借小柴胡汤治腰痛证论

李裕(手抄本该字为草书,不好辨认,请研究书法的师长帮助判断,应为"祛"字)齐素崇耶教,尤信西医。其身两侧久痛不已,甚则前及胸膈,后抵腰脊,西医治之久不愈,渐见胸膈满闷欲吐。有人促诣(手抄本作"请")余诊,余以病属于太(手抄本作"少"。联系前后文,以"少"为确)阳经气等语告之,李以中医所言经气,皆涉虚妄,不之信。乃举《内经》义蕴以答,李始信中医非专主空理者,信而服之,一方即愈。其方为何,盖小柴胡汤也。

论曰:此乃少阳枢折[1]而病太阳阳明之腰痛也。如何见之?亦见之(手抄本无"之"字)于症耳。两侧久痛不已者,即《经脉》篇曰:胆足少阳之脉,其直者,从缺盆下腋,循胸过季胁[2]之经病也。

前及胸者,即《经脉》篇曰:胆足少阳之脉,下颈合缺盆以下胸中,贯膈[2]之经病也,此皆少阳之经病也。后抵腰脊者,即《厥论》曰:少阳厥逆,机关不利(手抄本无该4字)。机关不利者,腰不可以行,项不可以顾[3]。《经脉》篇曰:膀胱足太阳之脉,还出别项,下挟脊抵腰中[2]之部病也。此乃少阳之气病而引太阳之经亦病也。胸膈满闷欲吐者(手抄本无"者"字),即《伤寒论(手抄本无"论"字)》太阳篇曰:胸胁(手抄本作"膈"字)苦满、喜呕[4]之症候也。此又少阳之气病而引太阳阳明之气亦病也。因以小柴胡汤转少阳之枢,而达太阳阳明之气于外,虽不直治其腰痛,腰痛随之而愈矣。

**【引经校注】**

〔1〕少阳枢折之"枢折"一词,源于《灵枢·根结》篇。将其部分经文节录如下:"五脏六腑,折关败枢,开阖而走(三阴三阳开阖功能失常,枢机败坏,精气失走)……太阳为开,阳明为阖,少阳为枢,故开折……阖折……枢折……"根据经文分析,"少阳枢折",乃指枢的功能受损。

〔2〕《灵枢·经脉》之三处引文,前两处节录无误,第三处原文:"膀胱足太阳之脉……还出别下项,循肩髆(即肩胛骨)内,挟脊抵腰中……"

〔3〕《素问·厥论》之石印本引文无误。

〔4〕《伤寒论·辨太阳病脉证并治》篇第96条之部分原文。

**【读案心得】** 本案以小柴胡汤治腰痛,在于学承《黄帝内经》,从经络辨证,以整体观念分析病情,从而认定患者证候"乃少阳枢折而病太阳阳明之腰痛也"。案语所述之胸胁两侧久痛不已,"渐见胸膈满闷欲吐"者,"此皆少阳之经病"为主;痛及腰部者,"此乃少阳之气病而引太阳之经亦病也"。总之,病之根在少阳,其波及阳明则"欲吐",波及太阳之经则"腰痛"。治病求本,故"以小柴胡汤转少阳之枢,而达太阳阳明之气于外，虽不直治其腰痛，腰痛随之而愈矣"。

本案患者"尤信西医"，转而"始信中医"，乃张氏以《黄帝内经》独到而精细的经络"义蕴以答"，令其信服。"信而服之"，以小柴胡汤治之"即愈"的快捷良效，与"西医治之久不愈"相较，更令其坚信中医。确切的疗效是"硬实力"，是中医历千年而不衰的根本。基于临证实践经验而升华的中医理论，是中医赖以生存、提高疗效的"软实力"。中医的"硬实力"与"软实力"，如同人的左右手，相得益彰。欲掌握中医的"硬实力"，必须在仲景书上下功夫；欲掌握中医的"软实力"，必须潜心研读《黄帝内经》。不学无术者说中医只是经验医学，缘于其不读《黄帝内经》也。

# 借小柴胡汤治肺痈证论

汉阳姚华亭于深秋患伤寒，发热恶寒而咳，医者误为秋燥伤肺，与清燥救肺汤，且加生石膏一两，反增寒热往来，胸胁满胀，咳则作呕，目眩口苦，唾如脓血，咸谓肺痈已成，劝不必治。姚心忧之，旋闻其戚咳病为余治愈，乃因其戚以谒余，再三审之，确属肺痈，但按《金匮》所列诸肺痈证，悉无与合者，遂悟《伤寒论》小柴胡汤咳者加减之法，能括治之，令服十余剂，竟全愈矣。

论曰：小柴胡汤乃少阳经之方，肺痈为太阴经之病，方证迥不相侔，取效何以如神？是盖有故（手抄本作"胡"。联系上下文，当以"故"字为准，故，缘故之意）。盖余用小柴胡汤治此种肺痈者，确据有三，并非妄投，兹将所悟，述之以闻。此肺痈证初无他因，仅以伤寒失治，少阳本症未解，肺中热郁而成。故所见各证，除肺痈外，若寒热往来（手抄本无上述 5 个字），若胸胁苦满，若目眩，若口苦，小柴胡方证及少阳提纲诸证，几乎悉备。《伤寒论》曰：伤寒中风，有柴胡证，但见一证便是，不必悉具[1]。推仲景之（手抄本无"之"字）意，只须见柴胡证之一者，即当谓为柴胡汤证。此证所见，柴胡证甚多，奚（手抄本作"悉"）得不谓为柴胡证耶？方合于证，证焉不愈？矧（shěn 审：文言连词。况，况且）伤寒乃其本病，肺痈乃其标病，本病既得所治，标病亦自可瘳。此从证及方两处相合，而悟出者也。且以太阳之气，逆于三阴三阳之内，不能从胸胁以出入，则为小柴胡之证，从少阳之枢，以达太阳之气于皮表之外，则用小柴胡汤之方。是小柴胡汤者，乃达太阳之气者也。胸者（手抄本无"者"字）为太阳出入之部，又为肺脏安居之所。皮毛者为肺经之所主，又为太阳之所行，是太阳与肺脏极有关联者也。小柴胡汤既可以治太阳之气从胸膈而出皮表（手抄本作"毛"）之外，独不可以治肺脏之气从胸膈而出皮表（手抄本作"毛"）之外乎？又太阳为开，太阴亦为开，是二太之气相同者也。太阳之气不开，则火郁为小柴胡证；太阴之气不开，则热闭为肺痈证。小柴胡汤既可转太阳之开，独不可以转太阴之开乎？此从太阳及太阴二气相同而悟出者也。寒伤论（手抄本作"伤寒论"，当以《伤寒论》为准）中太阳篇，载有小柴胡汤去人参、大枣、生姜，加五味子、干姜[2]，以治太阴肺气不利之咳。肺痈原为壅蔽不通，热聚溃烂之证，则用小柴胡汤原方，借治肺郁热之肺痈，乃从小柴胡加减方内，治肺气不利所脱化而来者，此又从小柴胡汤加减治咳之例，而悟出者也。据上三种确证，此方用治此病，既不牵强，亦非偶合，虽属借治之方，实有自然之妙。世医哓哓（xiāo 消，有二义：一者为拟声词，因恐惧而发出的叫声；二者为唠叨，吵嚷。此处应理解为后者之义。张氏于此是讥讽那些不研究经方的"世医"。喋喋不休地唠叨），以古方不可治今病者，真属梦呓矣。

## 【引经校注】

〔1〕《伤寒论》第101条之半段,引文无误。

〔2〕《伤寒论》第96条之方后注文的加减法曰:"若咳者,去人参、大枣、生姜,加五味子半升,干姜二两。"

## 【读案心得】

本案所治肺痈之成因,始于"深秋患伤寒,发热恶寒而咳"之太阳病。医者误治之后,张氏接诊时证候:"小柴胡方证及少阳提纲诸证,几乎悉备。"其"少阳本症未解,肺中热郁而成"为"唾如脓血"之肺痈也。"小柴胡汤乃少阳经之方,肺痈为太阴经之病",方证迥然不同,又为何取效而"竟全愈"呢?张氏将自己"所悟"详加阐释,令人茅塞顿开,叹服不已!再从本案之因果、本标分析,"伤寒乃其本病,肺痈乃其标病,本病即得所治,标病亦自可瘳"。如果要问,《金匮要略》第七篇本有肺痈证治之方,为何不用之?这在案中已明文曰:"《金匮》所列诸肺痈证,悉无与合者,遂悟《伤寒论》小柴胡汤咳者加减之法,能括治之,令服十余剂,竟全愈矣。"如此治例可治,读仲景书,贵在熟悉全部条文,更贵在审因善辨而活学活用之也。

广济张有章文希著

男 善勋尹民参订

借理渴汤治口渴证论

陈晓苍患吐泻既愈而口渴屡服麦冬天花粉天冬元参生地等药不解有首者告以服五苓汤陈疑之讬其友徐雨臣乞余裁决余曰三不听连服三剂渴反甚诣余诊余以理中汤主之陈见方有干姜深为畏忌乃令用药和饮徐二服之服至五剂渴渐减乃以法服而愈论曰渴虑三见于伤寒论矩二不同有胃中燥热而渴以白虎加人参汤证者有阳明少阴镜热而渴以猪苓汤证者有膀胱无阳不能

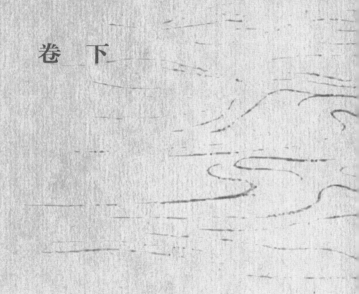

# 卷　下

广济张有章文希著

男，书勋尹民参订

虚热分髓、故唯用乌梅丸调中泄邪驱虚戢火、始可救火、前医不察

<br>

少見多怪画形其陋。

借乌梅丸治疝证论

澄端卿为余侄辈之同学也、有日未函述其兄小腹剧痛患则手足

皆冷不欲进食但思饮水、入后吐已阅七日乞寄方救之、余邮馈

乌梅丸服果效敛服而痊。

論曰余常用当归四逆汤治疝者以其厥阴之经血虚虚寒也、今用

乌梅丸治此疝者以其厥阴之气互有虚热也、何以知其互有虚热

耶、少腹剧痛手足厥逆者虚也、渴欲饮水、入后吐者热也、何以知

借當歸四逆湯治股痛証論

呂鏡家文河縣人乃北京高等師範附屬小學三年級畢业患股痛時

發時輟數年不愈久乃大劇授課竚立痛不能耐思辭去以資養息

其友楊介卿聞而止之囑延余治余诊之脉弦而細以當歸四逆湯

治之繞服主劑痛止十劑愈。

論曰舉痛論曰厥氣客於陰股客氣上及少腹血濇在下相引故腹

痛引陰股以證雖未及於腹而足痛則不能久立肝足厥陰之脉上

腘内廉循陰股入毛中是陰股痛疼乃足厥陰肝經痛之故以傷寒

厥陰篇主當歸四逆湯治其肝經弦為肝脉,細為血虛是脉象脉細

# 借理中汤治口渴证论

　　陈晓苍患吐泻，既愈而口渴，屡服麦冬、天冬、花粉（手抄本作"天花粉、天冬"）、元参、生地等药，不解。有医者告以服五苓汤，陈疑之，讬（音义同"托"）其友徐雨臣乞余裁决，余否之，不听，连服三剂，渴反甚。诣余诊，余以理中汤主之，陈见方有干姜，深为畏忌，乃令用药和饮，徐徐服之，服至五剂，渴渐减，乃如法服而愈。

　　论曰：渴症之见于《伤寒论》，种种不同：有胃中燥热而渴，如白虎加人参汤证者；有阳明、少阴结热而渴，如猪苓汤证者；有膀胱无阳不能化气而渴，如五苓汤证者。此症（手抄本作"证"）脉象沉迟，沉为在里，迟为有寒，是为脾土虚弱，灌溉失职，不能为胃转输津液上升于口，而遂作渴。故余用理中汤温补脾土，津液得升，口渴乃解。夫以口渴多属于热者，尚有寒证如此，则他之以寒而实热（两个版本皆为"实热"。疗效证明：陈氏患者为脾气虚寒，以温补方药治之而口渴乃解，前医以寒性药治口渴之热，为误诊误治。故此句的意思是：而他人把寒证当作实热证）者，又不知凡几矣。《经脉别论》曰：饮入于胃，游溢精气，上输于脾，脾气散精，上归于肺，通调水道，下输膀胱，水精四布，五经并行[1]。《内经》此义，如能深究，则知余用温补，前医用甘寒治渴之是非矣。

## 【引经校注】

〔1〕《素问·经脉别论》引文无误。

## 【读案心得】
本案之口渴，缘于"患吐泻"之后，医者以甘寒养阴生津药，不效；更医又以五苓汤治之，"渴反甚"。皆不加辨证，主观臆断之过也。张氏诊得患者脉象"沉迟"，平脉辨证，诊断为"脾土虚弱"，运化失职，水精不能四布而上升于口，故口渴也。本案之口渴较为特殊，太阴病一般是口"不渴"（277条），甚至"喜唾"（396条），而本案脉象"沉迟"是辨证的关键。治病求本，"用理中汤温补脾土，津液得升，口渴乃解"。细读原文，理中汤方后注本有"渴欲得水者，加术，足前成四两半"之语，如此可加强脾之运化转输功能。

**【相关条文】**

自利不渴者，属太阴，以其脏有寒故也，当温之，宜服四逆辈。（277）

霍乱，头痛发热，身疼痛，热多欲饮水者，五苓散主之；寒多不用水者，理中丸主之。（386）

大病差后，喜唾，久不了了者，胸上有寒，当以丸药温之，宜理中丸。（396）

胸痹，心中痞，留气结在胸，胸满，胁下逆抢心，枳实薤白桂枝汤主之；人参汤亦主之。（（九•5））

方药用法：人参、干姜、甘草（炙）、白术各三两。上四味，捣筛，蜜和为丸，如鸡子黄许大。以沸汤数合，和一丸，研碎，温服之，日三四、夜二服。腹中未热，益至三四丸，然不及汤。汤法：以四物依两数切，用水八升，煮取三升，去滓，温服一升，日三服。若脐上筑者，肾气动也，去术，加桂四两；吐多者，去术，加生姜三两；下多者，还用术；悸者，加茯苓二两；渴欲得水者，加术，足前成四两半；腹中痛者，加人参，足前成四两半；寒者，加干姜，足前成四两半；腹满者，去术，加附子一枚。服汤后如食顷，饮热粥一升许，微自温，勿发揭衣被。


# 借理中汤治口中流涎证论


郭紫垣之孙，甫（刚，才）二岁，口涎直流，襁褓（指包裹婴儿用的被子和带子）辄（总是）濡。始误为火而清之，于焉溏泻；复误为滞而导之，脾胃大伤，乳食渐少，形体益瘠，面黄唇白，筋纹模糊，舌胎腻白，而流涎愈厉。余以理中汤与之，入咽即吐，知为寒涎所阻也。嘱仍与之，随吐随与，吐多杂涎，及至四次，遂能相安，乃服多剂，流涎全愈。

论曰：脾主为胃行其津液之旨，《内经》经脉别论言之详矣。此证口中流涎，乃脾脏虚寒，不能为胃游溢津液，上归于肺，下输膀胱，故泛滥于口，变成涎沫，而流出也。何以言之？《宣明五气》论曰：五脏化液，在脾为涎[1]。《邪气脏腑病形》篇曰：微急为后沃沫[2]。盖以平人则液上行，变而为唾，中寒则津上逆于口，溢而为涎，涎既为脾窍之液，流涎又为脾脏之病，此口中流涎为脾病之证也。常见中风之人，口中吐涎，大便每形干燥，亦因胃中津液，仅能上涌不能下输之所致耳。此口中流涎，乃脾不能为胃输转津液之证也。此证既经前医误治，遂今吐而少食，形体瘦弱，面黄唇白，筋纹模糊，此又为脾脏虚寒之证也。故余主以理中汤治之，温补其脾脏，驱除其虚寒，水精四布，涎自不流（手抄本作"涎不自流"）。虽然仲景以理中丸治胃（此胃字当系合脾而言，古人行文，每多混言——张氏自注），寒水津不归之喜唾（手抄本作"呕"），而余以理中汤治脾寒水津沸腾之流涎，病虽有别，方则无差，要之病原则一也。仲景以甘草干姜汤（手抄本无"汤"字）治肺虚失统之多涎唾，而余以理中汤治脾寒水津沸腾之流涎，病似若同，方则大异，要之，病原则殊也。比例以明，古方精意，思过半矣。

**【引经校注】**

〔1〕《素问·宣明五气》曰："五脏化液：心为汗，肺为涕，肝为泪，脾为涎，肾为唾，是谓五液。"

〔2〕《灵枢·邪气脏腑病形》曰："脾脉急甚为瘛疭，微急为膈中，食

饮入而还出，后沃沫。"语译：脾脉急甚的为脾寒，脾寒不能温养四肢，所以出现瘛疭；微急的是脾阳虚，不能运化，以致食入而吐。这种病名为膈中，脾阳虚则大便下沃沫。

**【读案心得】** 本案小儿口涎直流，前医"误为火而清之"，寒凉药伤中而"溏泻"；复诊误为食滞而消导，脾胃因之大伤！一误再误，一伤再伤，脾脏虚寒更甚，证见"乳食渐少，形体益瘠，面黄唇白，筋纹模糊，舌胎腻白，而流涎愈厉"。虚则补之，寒则温之；《经》曰"五脏化液……脾为涎"，"脾脏虚寒，不能为胃游溢津液，上归于肺，下输膀胱，故泛滥于口，变成涎沫，而流出也"。依据病性与病位，经方之理中汤为千古不移之良方。服之多剂而"流涎全愈"。拜读之后深思，本案需要深入探讨、明白的尚有两点：

第一，始"以理中汤与之，入咽即吐"，不明其故者难免认为方证不合，而不敢再服。殊不知吐乃中医学治病祛邪一大法则，就本例患儿而言，吐可吐出中焦寒涎之标病也。张氏识之，"知为寒涎所阻也。嘱仍与之，随吐随与，吐多杂涎，及至四次，遂能相安。"继续服用理中汤温补脾脏以治根本，脾气充实，恢复了运化之功，其流涎全愈矣。求索经典，《伤寒论》辨太阴病脉证并治之首条曰："太阴之为病，腹满而吐，食不下……"（273 条）。本条证候论述了太阴病脾阳虚衰，寒湿内盛的病机。脾虚运化失常，升降失司，脾气不升，胃气不降，故"腹满而吐，食不下"。本案幼儿"口涎直流"，脾之运化功能尚未健全。前医治之一误、再误，更伤脾阳。张氏治用理中汤本切合病情，而"入咽即吐"者，以温补药被"寒涎所阻"隔也。良医之高明就在于此，认证准确，"嘱仍与之……流涎全愈"。

第二，张氏于本案最后议论说："仲景以甘草干姜汤治肺虚失统之多涎唾，而余以理中汤治脾寒水津沸腾之流涎，病似若同，方则大异，要之，病原则殊也。"对此，笔者有不同见解：甘草干姜汤辛甘化阳，为温中诸方之祖。《名医别录》谓甘草"主温中"，中者，上下之枢。邹澍在引录《金匮要略》第七篇条 5 条原文后说："甘草干姜汤以温之，是由中以益上制下也；一变而为理中汤，治上吐下利，是由中以兼制上下矣。"笔者以为，甘草干姜汤辛甘而温，既温脾，又温肺也。所曰"肺痿吐涎沫而不咳者……此为肺中冷……多涎唾，甘草干姜汤以温之"。

如此证治，既可理解为以甘草干姜汤温肺，又可理解为培土生金之意，即温脾也。幼儿口中少量流涎，此乃年幼而生机发育尚未健全之故，不必治之；若如本案患儿"口涎直流"，则需治之。治之方法，诊为脾肺虚寒，以甘草干姜汤治之，亦当有效；而理中汤再加入白术之辛甘而温以"温中"（《神农本草经》），人参之甘而微温以"主补五脏"（《神农本草经》），并"主治肠胃中冷"（《名医别录》），则其温中健脾止涎之疗效更加功专力大而快捷。故宜取理中汤，而不选甘草干姜汤。于此亦可知张氏善用经方之功夫也。

# 借理中汤治反胃证论

刘敬舆先生，辽东海龙人也。久游宦海，名利兼收，六旬后归隐林泉，体素瘦，食虽少，而恒三日始一更衣，故（"故"字在此应理解为仍然、还）精神有余。偶因伤寒，汗吐失法，间于夜中吐食，久遂每夜必吐，即不餔（吃、进食）食，夜仍作吐。医以薛立斋、赵养葵（薛立斋，名己；赵养葵，名献可。两位皆属于温补学派，重视补益脾肾，补脾效法李东垣，常用补中益气汤；补肾常用六味地黄丸、八味肾气丸。赵氏更重视肾水命火）之法治之，而吐如故，渐至颗粒不下，饮水亦吐。遣人向余差次延治，及往则但见形容枯槁，颜色憔悴，气息奄奄，脉则大盛，诚属险候[1]。思以理中汤投之，又虑捍格不纳，乃用去头煎之法，每次仅服一杯，俟不吐再徐与之，虽屡欲吐，亦未吐出，连服三剂，吐止，且索食，饮以米汤亦不吐，遂合头煎服之，渐进稀粥，将养半月，大便调畅，月余始获安全，举家感甚，遂订金兰（情意相投的朋友）。

论曰：《胀论》篇曰：胃者太仓也，胃之五窍者，闾里门户也[2]。《刺禁论》曰：脾为之使，胃为之市[3]。以脾主化谷，胃主纳谷，是胃者脾之府也，故谓之太仓；脾主为胃消化食物，行其津液，故谓之使；胃为水谷之海，无物不容，故谓（手抄本作"为"）之市。《太阴阳明》篇曰，帝曰：脾病而四支不用何也？岐伯曰：四支皆禀气于胃，而不得至经，必因于脾，乃得禀也。今脾病不能为胃行其津液，四支不得禀水谷之气，气日以衰，脉道不利，筋骨肌肉皆无气以上，故不用焉[4]。此脾主为胃消化食物，行其津液之又一证也。《五脏别论》曰：胃者，水谷之海，六府之大源也。五味入口，藏于胃，以养五脏气，气口亦太阴也。是以五脏六腑之气味，皆出于胃，变见于气口[5]。《玉版》论曰：人之所以受气者，谷也。谷之所注者，胃也。胃为水谷血气之海也[6]。此胃为太仓，又为水谷之海之又一证也。夫胃为阳，胃虚者（手抄本无此字）则纳谷少，胃主燥，补胃以润胃为先，故《伤寒（手抄本此后有"论"字）》中治脉结代心动悸等证，必用炙甘草汤，以滋养阳明[7]。脾为阴，脾虚者则谷不化，脾主湿，补脾以燥脾为宜，故伤寒中治腹满而吐，食不下等证，必用理中汤，以培补（手抄本无"补"字）太阴。此则仲圣治脾与胃之两大法门也。又伤寒所谓三四日吐之者，不喜糜粥，欲食冷食，朝食暮吐，与《金匮》所谓趺（手抄本作"跌"，必是抄写之误）阳脉浮而涩，浮则为虚，涩则伤脾，脾伤则不磨，朝食暮吐，暮食朝吐，宿食不化，名曰胃反。脉紧而涩，其病难治[8]者，此则仲圣治脾脏虚寒而成反胃之不易法门也。此证恒三日始一更衣，胃中津液固少矣。偶因伤寒，汗吐失法，津液更亡矣。诚以津液乃从阳气之所化，阳气必资津液以相维，津液重伤，阳气乃微，中焦虚寒，病成反胃。夫脾之功能在乎消化，今者脾病不能消谷，莫由下传于肠，势必上逆于口。《邪气脏腑病形》篇曰：脾脉微急为膈中，饮食入（手抄本作"又"，为抄写有误）而还出，后沃沫[9]。《厥论》曰：太阴之厥，则腹满膩胀，后不利，不欲食，食则呕，不欲卧[10]。此脾不消化而反胃者之证也。故余力排薛、赵诸人之说，独宗《内经》之旨，借用仲圣（手抄本作"景"）之方，以理中汤治之，补脾津以和其胃，助消化以止其逆。如兹，益可见古人之方运用无穷矣。

## 【引经校注】

〔1〕《素问·玉机真脏论》曰："五实死，五虚死。……脉盛，皮热，腹胀，前后不通，闷瞀，此谓五实；脉细，皮寒，气少，泄利前后，饮食不入，此谓五虚。"

〔2〕《灵枢·胀论》曰："胃者，太仓也。咽喉、小肠者，传送也。胃之五窍者，闾里门户也。……"语译：胃是贮存水谷的仓廪，咽部和小肠是食物传送的道路，消化道的咽门、贲门、幽门、阑门、魄门这五个关卡，称为胃的五窍，就如同巷中的门户一样。

〔3〕《素问·刺禁论》曰："肝生于左，肺藏于右，心部于表，肾治于里，脾为之使(指脾土旺于四季，主运水谷，以营四脏，故云脾为之使)，胃为之市(意指胃主受纳五谷，如市之聚退)。"

〔4〕《素问·太阴阳明论》之引文有两处错误："四支不得禀水谷之气"一句，多一"之"字；"筋骨肌肉皆无气以上"一句，"上"应为"生"字。

〔5〕《素问·五脏别论》之引文无误。

〔6〕《灵枢·玉版》曰："人之所受气者，谷也。谷之所注者，胃也。胃者，水谷气血之海也。"

〔7〕《伤寒论》第177条曰："伤寒，脉结代，心动悸，炙甘草汤主之。"张氏说"必用炙甘草汤，以滋养阳明"。柯琴说：炙甘草汤"……用生地为君，麦冬为臣，炙甘草为佐，大剂以峻补真阴，开来学滋阴之一路也"。

〔8〕《金匮要略》第十七篇第5条之引文，仅"宿食不化"之"食"本为"谷"，其他无误。

〔9〕《灵枢·邪气脏腑病形》曰："脾脉急甚为瘛疭，微急为膈中，食饮入而还出，后沃沫。"

〔10〕《素问·厥论》之引文无误。

**【读案心得】** 本案之反胃患者,年届六旬,体瘦、食少,三日一更衣,可知脾胃肠失调而不足也。偶因伤寒治法不当,又增吐食,"渐至颗粒不下,饮水亦吐"。即《伤寒论》第 273 条所曰"太阴之为病……吐,食不下"之证候也。张氏接诊时"但见形容枯槁,颜色憔悴,气息奄奄",此"无胃气则死"之危候。诊"脉则大盛",李中梓《诊家正眼》说:"洪脉,即大脉也。……《脉经》曰:'形瘦脉大而多气者死。'可见形症不与脉相合者,均非吉兆。"总之,本案患者证虚脉实,脉证不符,必病重之险象。张氏深明《黄帝内经》之理法,善用仲圣之方药,以理中汤治之,更妙在初次服该方"用去头煎之法",取其药性温和,小量服之,微和胃气,"连服三剂,吐止,且索食",以米汤养胃,进而"合头煎服之",以加强药力,增强疗效,渐进稀粥以自养,将养半月,胃气得养,脾气得助,脾升胃降,大便亦调畅。如此脾胃肠功能恢复如常,"有胃气则生",月余始愈。仲景书曰:"……脾伤则不磨,朝食暮吐,暮食朝吐,宿谷不化,名曰胃反。"此为张氏本案借理中汤治反胃的主要依据。

# 借理中汤治安胎证论

杨守三之妻,体质素弱,四遭半产,盼子愈切。一日又觉有身,心喜之!但恶食嗜卧,悉以如曩(nǎng 攘:以往、过去)时,且腹微痛(手抄本作"疼"),虑蹈前辙,深滋惧焉。诣余为诊,脉迟无力,令服理中汤,三剂乃安。复令每经七日一服,服至临产时而止,乃生男子,其泣喤喤(huáng huáng 皇皇:"其泣喤喤"一句,乃形容小儿啼哭声洪亮。此句源自《诗经·小雅·斯干》)。后觉有孕,即沿用之,闻已连举三子矣。

论曰:妊娠之胎气,原为男之阳精内成,与女之阴血外养者也。然而血脉之行，亦有多途，兹先言血脉而后言安胎。血脉之行果何如乎？就其广者言之，心脏为经脉之化赤者，胞肾为经脉之生起者，冲任为络血之发原者，肝脏为络血之归纳者；就其狭者言之，生血之总枢乃（手抄本作"为"）脾胃也，诚以消纳水谷化赤奉心行于经隧之血者，虽胞与肾脏，实则为脾胃也。以荣气之道，内谷为宝。谷入于胃，乃传之肺，流溢于中，五腑六脏（两个版本皆为"五腑六脏"，疑有误），皆以受气，其专精者，行于经隧，常荣无已，终而复始，此水谷所主之血，荣行于经脉及中者也（见荣气篇及荣卫生会篇——张氏自注），流溢于胞中，布散于皮外，行于络脉之血者，虽为肝与冲任，实则亦为脾胃也。以人所受气者，谷也；谷之所注（手抄本"注"前有"以"字）者，胃也；胃者，水谷血气（手抄本作"气血"）之海也；海之所行云者，天下也；胃之所出血气者，经隧也；经隧者，五脏六腑之大络也（见《玉版论》——张氏自注）。而冲脉与少阴之大络，起于肾，上循背里，为经络之海，其浮而外者，循腹右上行，至胸中而散，充肤热肉，渗皮肤生毫毛，男子上唇口而髭须，女子月事以时下。此流溢于中之血半随冲任而行于经络，半散于脉外而充于皮肤肌腠，卧则归于肝脏。是以热入血室，刺肝之期门；卧出风吹，则为血痹。此散于皮肤肌腠，故曰布散于外，乃肝脏所主之血也。故妇人之生有余于气，不足于血，以其月事数脱于血也。此水谷所生之血，散于络脉及外者也（参见《阴阳二十五》篇及《侣山堂类辨·辨血》——张氏自注）。安胎之法，又何如乎？安胎莫贵乎养血，养血尤在补中，补中莫善于益气。水谷之精气，藉肾脏精气之所化，胞肾之精血，由脾胃水谷之所生。夫人一身精气，则源于下而生于中，精血则生于中而藏于下。肾脏之精气伤，脾胃之消化必日弱，脾胃之消化弱，肾脏之精气必日竭。虽然若言生原允宜中下并重，若论此症，必须理中为先。以其脉象迟而无力，迟为有寒，无力为虚，妊妇有此，宜其屡遭半产矣。惟是其所以虚寒之由，要以脾胃虚故也。证以恶食者，脾不化也；嗜卧者，脾懈怠也；腹痛者，阴寒凝阻也。治以理中汤，实属至当，盖中和则气自足，气足则血自充，血充则胎自固矣。故仲圣治妊娠得平脉，阴脉小弱，渴不能食而无寒热[1]，用桂枝汤调和阴阳。此证脉迟而无力，既无平脉之舒和，又非小弱之微虚。不能食而又不渴者，脾病而胃不病也。仲圣以其人无甚病，乃用桂枝汤调和阴阳，余以此证中焦虚弱，因借理中汤补益脾胃（此证虽概云中焦虚弱，实为脾虚弱，波及于胃，而胃本不病也。故以理中汤专治其脾，胃当自愈——张氏自注）。主方貌似甚殊，用意究自不异。苏轼曰，药虽出于医手，方多传于古人。斯言也，亦曰古人之意，不妨借用，古人之方，不必拘泥也。同道中人，其勿忽诸（忽诸：一下子；忽然。全句之义：对经方大法，不可只记一时，应铭记于心，指导临证）。

## 【引经校注】

〔1〕该句源于《金匮要略·妇人妊娠病脉证并治》第1条，原文如下（括号内为笔者注文）：师曰：妇人得平脉（即平和无病之脉），阴脉小弱（指尺脉细弱或沉取细弱），其人渴（按：尤在泾说"一作呕，亦通"），不能食，无寒热，名妊娠，桂枝汤主之。方见下利中。于法（按：《脉经》卷九第二无"法"字）六十日当有此证（程门雪说："妊娠二月最常见者，莫如恶阻，则呕吐，喜酸，恶食是也……女子以肝为先天，受胎之后，血养胎而不涵木，肝体亏则肝用强，犯胃则呕，胃受克则恶食；肝体虚，求助于外则喜酸。孕则经停，经停之后，精华则养胎元，其中浊气无从发泄，乘肝之逆而犯于胃，胃虚，正不胜邪，则呕吐作矣"），设有医治逆者，却一月加吐下者，则绝之（此句是张仲景针对医者误治采取的断然措施。"之"指前医的错误治法；"绝"即断绝、全部抛弃的意思）。

**【读案心得】** 本案妇人"四遭半产"，为习惯性流产也。"盼子愈切"，人之常情。第五次怀孕，"心喜之"！但又十分忧惧再流产。得遇良医，平"脉迟无力"以辨证，"令服理中汤，三剂乃安。复令每经七日一服，服至临产时而止，乃生男子，其泣喤喤"。张氏钻研《黄帝内经》而领悟之，于"论"中，详细阐述女子阴血化生之理论与安胎的道理，联系本案具体脉证指出："安胎莫贵乎养血，养血尤在补中，补中莫善于益气。……若论此症，必须理中为先。……治以理中汤，实属至当，盖中和则气自足，气足则血自充，血充则胎自固矣。"张氏并作以下比较：《金匮要略·妇人妊娠病脉证并治》篇对孕早期"人无甚病，乃用桂枝汤调和阴阳，余以此证中焦虚弱，因借理中汤补益脾胃"。彼轻，故用调和之方；此重，故用补益之剂。方证切合，疗效始佳。

# 借理中汤治遗精证论

戊申（戊申是农历六十甲子之一，如 1908 年、1968 年、2028 年……即 60 年一周期。张氏于晚清与民国年间行医，故可认定此案是 1908 年），侄倩（即侄婿，倩为古代男子的美称）刘润芳，与余游于鸭绿江畔，患遗精，自检方书药之，久不能愈。因余他往，无所闻也，既返见之，颜眈而瘦，步履艰难（手抄本作"维艰"），且不欲食，食则腹满而痛，昼惟沉睡，亥至丑上[1]，精神稍振，能略进食，且（早晨天亮的时候）则精必大泻，缠绵三月，困（手抄本作"因"字）惫日甚，虑难生还！吾慰之，令服理中汤，遂以获痊。

论曰：余用理中汤扶中焦，温脾土，补益其阳，固摄其阴，以借治此遗精证者，乃从《内经》《伤寒》《金匮》等书之精意而悟出者也。《金匮》惊悸吐衄下血胸满（原著"满"后应有"瘀"字，两个版本均无，疑误）血病脉证篇曰：下血，先便后血，此远血也，黄土汤主之[2]。亦主吐衄。下血，先便后血者，以脾虚气寒，失其统御之权，以致胞中血海之血，不从冲脉而上行外达，渗漏于下而失守也。脾去肛门远，故曰远血。因以黄土汤补脾止血，夫黄土汤之下血，为胞中之血；此证之遗精，为肾中之精，精血之出从胞肾虽殊，精血之生自脾土则同。既可以黄土汤治脾虚不能统血之下血，即可以理中汤治脾虚不能摄精之遗精矣。此从黄土汤治下血之反面而悟出也。《金匮》血痹虚劳病脉证篇曰：虚劳里急，悸，衄，腹中痛，梦失精，四肢痠疼（手抄本作"痛"），手足烦热，咽干口燥，小建中汤主之[2]。彼乃阴阳失和而致遗精，故以小建中汤，建立中气，调和荣卫以治之；此乃脾中虚寒而致遗精，故以理中汤，温补脾土，扶阳摄血以治。此从小建中汤治遗精之对面而悟出也。《生气通天论》曰：阴者，藏精而起亟（qì 气：屡次之意。起亟：不断地扶持和支援）也；阳者，卫外而为固也[2]。又曰：凡阴阳之要，阳密乃固[2]。亦以生身之本，本于阴阳，阴阳为物，实乃互根，分之则二，合之为一，水火亦阴阳也。三焦之游火乃由肾中生发而（手抄本无"而"字）上升，肾脏之精水，乃由心火化赤而下，邪气亦阴阳也。身中之气，乃由膀胱之津液所化出；身中之血，乃由胃肾之精气所变成。《营卫生会》篇所谓血之与气，异名同类[2]。《决气》篇所谓：余闻人有精、气、津、液、血、脉，余意以为一气[2]者，皆斯意也。何以言之？《大易》之言曰：太极生两仪，两仪生四象，四象生八卦[3]，八卦亦阴阳也，阴阳亦太极也。《成唯识论》引伽他（义同"伽陀"，是佛经中的赞颂之词。伽陀是十二部经之一）说：心意识八种，俗故相有别。真故相无别，相所相无故[4]。由真而有俗，由俗而生八识，转八识成四智，判四智为二智，根本智缘真，后得智缘俗，真不离俗，俗即是真。故儒家言曰：阴阳之道，相反而相成[5]。释家言曰：八识之一异，非一而非异，皆斯意也。然而阴阳虽属一贯，阳密则阴乃固，以阴者主藏精，而阴中之气起亟以外应，阳者主卫外而为阴之固，阳密则邪不外淫，而精不外亡矣。此从《内经》密阳固阴，以治遗精而旁面悟出也。征之本证，颜䪳而瘦者，肌肉不充也；步履艰难者，四肢懈怠也；腹满而痛者，脾中有寒也；饮食甚少者，脾虚不化也；昼间沉睡者，脾倦喜睡也；鸡鸣精神稍振，且则精必大泻者,太阴病欲解时,从亥至丑上[1]也。证为脾土虚寒,法当温补脾土,此从《伤寒论》理中汤温补脾土以治遗精而正面悟出也。

### 【引经校注】

〔1〕《伤寒论》第 275 条曰:"太阴病,欲解时,从亥至丑上。"本条是推测太阴病欲解之时。"从亥至丑上":指晚上 9 点始至次日凌晨 3 点之间的一段时间。这正是夜半前后,为阴极阳生之际,此时太阴经气旺,所以太阴将愈也在此时。陈念祖:"太阴为阴中之至阴,阴极于亥,阳生于子,至丑而阳气已增,阴得生阳之气而解也。"

〔2〕《金匮要略·惊悸吐衄下血胸满瘀血病脉证治》第 15 条、《金匮要略·血痹虚劳病脉证并治》第 13 条、《素问·生气通天论》《灵枢·营卫生会》《灵枢·决气》之引文皆无误。

〔3〕"太极生两仪,两仪生四象"最早出自《易经》。《易经·系辞上传》

第十一章:"是故,易有太极,是生两仪,两仪生四象,四象生八卦,八卦定吉凶,吉凶生大业。"八卦是中国古代人民的基本哲学概念,是古代的阴阳学说。

〔4〕《成唯识论》是唐代高僧玄奘法师翻译并作注释的汉传佛教(释家)著作。后文所谓"八识""四智"皆佛教术语。八识:眼、耳、鼻、舌、身、意为前六识,第七识是意根,第八识为如来藏。四智:佛的四种智慧。

〔5〕《易经》属于儒家经典中的"五经"之一。因此,儒家思想的源头是《周易》。中医学"阴阳之道"等基本理论亦源自《周易》。

**【读案心得】** 本案患者遗精,"旦则精必大泻,缠绵三月,困惫日甚,虑难生还"!肾精流失,损及神气,证见"颜觥而瘦,步履艰难,且不欲食,食则腹满而痛,昼惟沉睡……令服理中汤,遂以获痊"。张氏"用理中汤扶中焦,温脾土,补益其阳,固摄其阴,以借治此遗精证者,乃从《内经》《伤寒》《金匮》等书之精意而悟出者也"。诸如以"黄土汤治下血"、以"小建中汤治遗精",以及《内经》密阳固阴,以治遗精"等受到启悟,考虑患者主因是遗精,目前主"证为脾土虚寒,法当温补脾土……以治遗精",理中汤为至当不易之良方,故服之获愈。张氏在分析该案之"论"中,还旁征博引《素问·生气通天论》《灵枢·营卫生会》与《灵枢·决气》篇,以及《易经》、儒家、释家等相关论述,以佐证阴阳互根之道,阐述遗精治中温阳之理。由此可知,中医理论精妙无比,与中华传统文化息息相通也。

# 借理中汤治脏躁证论

丁耀南与余交久,信之尔深。其室人有一疾,发辄哭泣狂呼,但云心中难受。询其状,则又非痛非悸,非烦非惊,且非怔忡与奔豚也。数发,历时始已,已时饮食起居若平人。丁屡嘱诊,余往之,望其色,则两颧赤红;切其脉,则见弦数;问其证,则日食后喜睡,大便干燥。丁邀余饮,其室人犹频献茶,旋见连作欠㰦(qù 去:张口运气谓之"欠㰦",今俗曰呵欠),即倚于床。丁谓余曰:疾作矣,刹那,果竟狂呼,旋又欠㰦。丁又谓余曰:将已矣。余曰:平时疾作疾已,先时必呵欠乎?丁曰:然。因即望、问、切三者合参之,乃知证为脏躁,理中汤颇为中与,竟以愈之。

论曰:脏躁治法,仲圣立有专方,今不用之,竟治以理中汤者,其故何也?亦以此症之病状,与《金匮》原文颇合(意指《金匮要略·妇人杂病脉证并治》篇第 6 条所曰:"妇人脏躁……"),惟其食后喜睡、大便干燥、两颧赤红,脉象弦数,以上数症,为其所独。此乃真寒假热,津少失润之脏躁症,而非阴虚火乘之津血枯竭之脏躁症也。食后喜睡者,脾虚而消化弱也;大便干燥者,脾寒而津液少也,其为真寒如此。两颧赤红者,肾上乘心,而心火外(手抄本作

"而")出也；脉象弦数者，寒热互见而热不胜寒也，其为假热如此。此证既为真寒假热，则甘麦大枣汤在所禁用，而理中汤允为的方矣。盖《金匮》以甘麦大枣汤之治脏躁，用意乃取其甘寒，滋补脾土，化生津液，以润枯燥。余以理中汤治此病，乃取甘温，补益脾土，助化精血而治虚寒。病原（手抄本作"源"）既有寒热之殊，处方亦当有温凉之异。余之舍彼取此者，良以此耳。如此不独于理中汤，可悟其为温补中土之圣药，且可悟其为治真寒假热之脏躁；于甘麦大枣汤，可悟（手抄本无"悟"字，必是漏写之）其为治津液枯竭之脏躁，且可悟其为滋润中土之良剂也。噫！古方精意，妙用无穷矣。

【读案心得】 张仲景在《伤寒论》中运用理中汤主要是治疗太阴脏虚寒证。临证所见，或是"自利不渴"，或是"寒多不用水"的霍乱，或是"大病差后，喜唾，久不了了"。脏躁之病见于张仲景的《金匮要略·妇人杂病脉证并治》第6条，其主治方甘麦大枣汤具有养心安神，和中缓肝之功。所治之脏躁，其证当属肝郁化火，伤阴耗液，心脾两虚，病机之关键在于阴液不足。本案患者两颧赤红，大便干燥，脉弦数似是肝郁化火，阴液不足；然食后喜睡，劳作之后发病，发作前必呵欠，如此数症又与肝郁化火，阴液不足不符，这里必然有寒热真假的问题。清代医家沈金鳌的《杂病源流犀烛》云："食方已，即困倦欲卧，脾气弱，不胜食气也。"本案患者"食后喜睡者，脾虚而消化弱也"；劳作耗气，阳虚更甚，虚阳上越，扰于心神，故见"心中难受"，甚则哭泣狂呼；虚阳上浮于颜面，故见两颧赤红；脾虚运化失司，津液不布，故大便干燥；其脉弦数乃"真寒假热"之象，想其弦数之脉沉取无力也。总之，本案为舍脉从症，辨为脾虚证。故张氏谨遵《黄帝内经》反复所曰"治病必求于本"之旨，用理中汤治疗本案之脏躁，取其甘温补益脾土，使脾阳恢复，清阳得升，心神得养，津液得布，则诸证悉除。

# 借理中汤治大便难证论

窦桂五,因便难辄服大黄,以图畅,既久,非服不便,习以为常。时值夏令,日啖瓜果,顿觉腹满时痛,以为将及(手抄本无"及"字)便时,即取大黄服之,不应,再服之仍不应,倍而服之,渐致腹满疼痛难忍,请为诊治。脉象迟滞,余以理中汤方应之。窦畏不用,于是别延一医,复与大承气汤一剂,亦不下(手抄本于"剂"后,无"亦不下"三字),反欲吐,神识昏默,势甚危急!窦子赴诉于余,乞为救之,余促令急服前方,得下而安。

论曰:《内经》言大便难者,一曰腹向向然,不能大便,取足太阴。二曰心痛腹胀,啬啬然,大便不利,取足太阴(以上见《杂病》篇——张氏自注)[1]。三曰太阴之厥,则腹满䐜胀,后不利,不欲食,食则呕,不得卧(见《厥论》——张氏自注)[2],《伤寒论》言大便难者,一曰:伤寒四五日,脉沉而喘满,沉为在里,而反发其汗,津液越出,大便为难,表虚里实,久则谵语。二曰:二阳并病,太阳证罢,但发潮热,手足漐漐汗出,大便难而谵语者,下之则愈,宜大承气汤。三曰:趺阳脉浮而涩,浮则胃气强,涩则小便数,浮涩相搏,大便则难,其脾为约,麻仁丸(仲景书原文曰"麻子仁丸",此少一个"子"字)主之。四曰:伤寒六七日,目中不了了,睛不和,无表里证,大便难,身微热者,此为实也,急下之,宜大承气汤(以上均见《伤寒论》阳明篇——张氏自注)[3]。盖大便难证,《内经》则脾脏独责,仲圣则脾胃并重。亦以大便难之由来,虽多由于阳明之热结,亦有因于太阴之寒凝者。若如病在仓卒,胃阳热实,脾阴不虚,投以承气等方,下其实热,胃气通畅,大便自行,如此则是阳明之热结,承气等方在所宜用也。此症病之已久,外无恶热、自汗、潮热,内无烦燥(石印与手抄本均为"燥",疑为"躁"字之误)、谵语等证,饮食小便，一如常人，唯仅腹中胀满，大便常自坚硬，或出之甚难，或数日不行，此乃脾气素虚，遂生阴寒，秽菌（此非中医术语，张氏《伤寒论讲义》有许多如此"中西汇通"之语）之不能去者，以中寒凝聚故也。诚以脾为胃行其津液者，脾又为孤脏以溉四旁者，脾脏虚寒，不能行津液以溉四旁，遂令大便不通，乃见其难，设误认为胃热，投以承气等方，如水沃冰，愈形坚凝。况胃中停积，胀满莫容，不能下行，势必上逆，故反欲吐矣。浊气上干，侵其宫城，故神识昏默矣。如此则是太阴之寒凝，承气等方在所禁用也。脾虚则营卫涸竭，亦可令九窍不通，不通之证虽同，虚实之殊乃异，病机之变，毫厘之辨，故为医者不可不慎。《经》曰：暴病多热，久病多寒[4]。此症果为承气等证耶，则阳热为病，久已成为喘满、谵语、潮热、汗出，急下之症矣。而顾独患一大便难之症，历久而不变为他病乎？彼医之所以（手抄本无"所以"两字）认为胃热者，岂不曰腹满时痛，为胃家实之据耶？抑知大黄附子汤，有治腹痛温下之法[5]，理中汤有治腹满补中之法乎？故余以理中汤温中助（手抄本作"补"）脾，解凝散寒治之，盖深有合于《内经》杂病、厥论等篇（手抄本无"等篇"两字）之旨，不徒泥于《伤寒论》阳明篇之文也。


## 【引经校注】

〔1〕《灵枢·杂病》全篇与张氏所"论"内容相类的原文有三段。曰："厥而腹向向然（膨满有声的意思。《甲乙经》卷七第三'向向'作'膨膨'），多寒气，腹中榖榖（hù户：流水的声音），便溲难，取足太阴。"曰："腹满，食不化，腹向向然，不能大便，取足太阴。"曰："心痛，腹胀，啬啬然（形容涩滞不爽的样子）大便不利，取足太阴。"

〔2〕《素问·厥论》之引文无误，为原文节录。

〔3〕引录的《伤寒论·辨阳明病脉证并治》之四条原文，"一曰"为第 218 条；"二曰"为 220 条；"三曰"为 247 条；"四曰"为 252 条。其

218、220、252引文无误，唯第247条之"浮涩相搏，大便则难"，原文为"浮涩相搏，大便则硬"。

〔4〕《黄帝内经》查无此句，或另有所本。

〔5〕《金匮要略·腹满寒疝宿食病脉证治》第15条曰："胁下偏痛，发热，其脉紧弦，此寒也，以温药下之，宜大黄附子汤。"

**【读案心得】** 本案之大便难的诊治过程，充分体现了中医审病辨证之切要与中医药之神奇！令人叹服，发人深省。具体而言，大黄及以大黄为主药的大承气汤之类，对里实热证之便秘者，或阳明腑实证（即危急重症），确有通腑泄实以通导大便的良效。服了大黄或其为主的方药后，肠道蠕动增强，可致轻度肠痉挛而表现为腹中痛，往往大便一通，肠道通畅，腹痛自解。大黄的药理作用十分复杂多样（详见笔者编著的《大黄治百病辑要》相关内容），其起泻下作用的为"蒽醌类"，但又含有起收敛作用的"鞣质（一般指鞣酸）"。因此，长期服用大黄类的方药，泻下作用减弱，收敛作用反而突出，故其泻下作用不灵了。从中医理论来讲，应用泻下药日久，势必损伤正气、损伤胃肠而表现为虚象。联系本案，正是如此。患者久用大黄通便，习以为常，夏令食瓜果生冷之物，更伤胃肠之气，表现"腹满时痛"，大黄"倍而服之"，更伤胃肠，"渐致腹满疼痛难忍"。张氏诊之，"脉象迟滞"，阳虚寒凝之脉也。理中汤温养补虚，可恢复脾胃肠之功能，则大便自通。患者不明药理，"别延一医"，误与大承气汤攻下之，使虚者更虚，徒增"反欲吐（胃失和降而反上逆），神识昏默（正气虚损，神明失养），势甚危矣"！值此险境，幡然悔悟，又乞张氏救之，仍用理中汤服之，"得下而安"。再联系现今，便秘患者，长期服大黄类方药者不少，只求痛快一时，但必有后患。读者应从本案吸取经验与教训，提高诊治水平，守护苍生的健康。

# 借理中加附子汤治痀偻证论

李志孚明府(明府在汉朝是对郡守尊称，至明清为知县别称)，以其侄患久泻，请往诊之。其脉迟弱，其状痀偻(即佝偻病。痀偻与佝偻之音同、义相近)，胸如覆斗，背曲肩耸，年约七八岁，面白而瘦，然其眉目(手抄本无"目"字)尚清秀，余悯之。因问痀偻之由，据云于二岁时，久患腹泻，日夜无度，乳者以劳倦，故失手堕伤，比时(在此理解为"当时")无所觉，久之渐显。问于西医，云欲用夹板以矫之，怜其不胜，已成废人矣。惟久泻不愈，恐难永年，请为治之，他非所望。吾闻其语，审其状与脉，乃知痀偻由于久泻，久泻由于脾肾，与堕伤无与(手抄本作"异")也。思用理中加附子汤(手抄本此"汤"字在前"理中"之后)以两治之。李如言，效日著，未几(不久)言将赴鄂，余(告诉李志孚)仍以守服勿辍嘱之，后此数年，与李相遇于都，闻能挺直如常人，现就学于鄂某中学云。

论曰：肾为生气之原，胃为水谷之海，戊癸合化，生身乃强。督脉生起于肾，《骨空论》曰：督脉者，其络循阴阴(手抄本仅一个"阴"字，宜从)器合篡间，绕篡后，别绕臀，至少阴与巨阳中络者，合少阴上股内后廉，贯属肾[1]是也。肾衰则枢折，枢折(手抄本无"枢折"两字)则髓渴(手抄本作"竭"，宜从)督虚而痀偻。《根结》篇曰：太阴为开，厥阴为阖，少阴为枢[2]。枢折则脉有所结而不通。《骨空论》曰：督脉为病，脊强反折[1]。《经脉》篇曰：督脉之别，实则脊强，虚则头重[3]。《生气通天论》曰：开阖不得，寒气从之，乃生大偻[4]。《经筋》篇曰：足少阴之筋病，在内者不能仰。又曰：阴病者不能仰[5]。《痹论》曰：肾痹，善胀，尻以代踵，脊以代头[6]。《伤寒论》曰：少阴病，恶寒身踡[7]皆是也。盖腰背为肾之外府，少阴则本热标寒，少阴枢折，标寒从之，逆于外府则经结精竭，髓涸督虚，而疴偻矣。脾与胃膜相连，《太阴阳明》篇曰：脾与胃膜相连耳，而能为之行其津液者，何也？岐伯曰：足太阴者，三阴也，其脉贯胃属脾络嗌，故太阴为之行气于三阴是也。胃衰则脾虚，脾虚则食谷不化而鹜溏。《玉机真脏论》曰：五脏者，皆禀气于胃，胃者五脏之本也。脏气者，不能自致（两个版本均为"致"，应为"至"）于手太阴，必因于胃气，乃至于手太阴也。故五脏各以其时自为，而至于手太阴也。故邪甚者，精气衰也[8]。《脏气发（发字应为"法"）时论》曰：脾病者，虚则腹满肠鸣，飧泻食不化[8]。《经脉》篇曰：脾足太阴之脉，是主脾所生病，溏、瘕泄[9]皆是也。盖胃为阳，脾为阴，脾气虚弱不能助胃，水谷不化，则水杂于粪而飧泻矣。然而肾主先天，胃主后天，先天之精气，必藉后天之谷气以资养。胃主纳藏，脾主消化，胃之精液，必赖脾之转输以运行，是以补肾必先和胃，和胃必先理脾。《五癃津液别》篇曰：五谷之精液，和合而为高者，内渗入于骨空，补益脑髓，而下流于阴股[10]。《决气》篇曰：何谓液？岐伯曰：谷入气满，淖（nào 闹）泽（濡润之意）注于骨，骨属屈伸，泄泽补益脑髓，皮肤泽润，是谓液[8]。是补肾必先求和胃也。《太阴阳明》篇曰：脾病而四肢不用何也？岐伯曰：四肢皆禀气于胃，而不得至经，必因于脾，乃得禀也[11]。今脾病不能为胃行其津液，四肢不得禀水谷，谷气日以衰，脉道不利，筋骨肌肉皆无气以生，故不用焉。是欲和胃必先求理脾也。此证脉象迟弱，大便溏泻，背偻胸挺（《脉要精微论》曰：背者胸之府，故背偻而胸遂挺——张氏自注），此脾肾两虚也。而飧泻先于疴偻，此肾衰由于脾虚也。故以理中加附子汤以治之，补脾温肾，病自可愈。

## 【引经校注】

〔1〕《素问·骨空论》曰："督脉为病，脊强反折。督脉者，起于少腹以下骨中央，女子入系廷孔（指尿道口），其孔，溺孔之端也，其络循阴

器(生殖器)合篡(前阴后阴之间,即会阴部)间,绕篡后,别绕臀,至少阴与巨阳中络者,合少阴上股内后廉,贯脊属肾……"

〔2〕《灵枢·根结》曰:"太阳为开,阳明为阖,少阳为枢(《类经》九卷第二十九注:'此总三阳为言也。太阳为开,谓阳气发于外,为三阳之表也;阳明为阖,谓阳气畜于内,为三阳之里也;少阳为枢,谓阳气在表里之间,可出可入,如枢机也')……"《素问·阴阳离合论》曰:"帝曰:愿闻三阴三阳之离合也。岐伯曰:……是故三阳之离合也,太阳为开,阳明为阖,少阳为枢。……是故三阴之离合也,太阴为开,厥阴为阖,少阴为枢(《类经》九卷第二十九注:'此总三阴为言,也有内外之分也。太阴为开,居阴之表也;厥阴为阖,居阴之里也;少阴为枢,居阴分之中也。开者主出,阖者主入,枢者主出入之间,亦与三阳之义同')。"

〔3〕《灵枢·经脉》曰:"督脉之别……实则脊强,虚则头重。"

〔4〕《素问·生气通天论》曰:"阳气者,精则养神,柔则养筋。开阖(指汗孔的开张与闭合)不得,寒气从之,乃生大偻(lǚ吕:身体俯曲,不能直立。偻,背脊弯曲)。"

〔5〕《灵枢·经筋》曰:"足少阴之筋……在外者不能挽,在内者不能仰。故阳病者腰反折不能俯,阴病者不能仰。"《太素》卷十三经筋注:"背为外为阳也,腹为内为阴也。故病在背筋,筋急故不得低头也;病在腑筋,筋急不得仰身也。"

〔6〕《素问·痹论》曰:"凡痹之客五脏者……肾痹者,善胀,尻以代踵,脊以代头。"尻,尾骨。踵,足跟,此指足言。王冰注:"尻以代踵,谓足挛急也。脊以代头,谓身踡屈也。"

〔7〕《伤寒论·辨少阴病脉证并治》篇相关原文有四条:第288条曰"恶寒而踡卧";289条曰"恶寒而踡";295条曰"恶寒身踡而利";298条曰:"恶寒而身踡"。

〔8〕《素问·玉机真脏论》之引文"故邪甚者"应为"故邪气胜者",其他无误;《素问·脏气法时论》《灵枢·决气》之引文皆无误。

〔9〕《灵枢·经脉》曰:"脾足太阴之脉……是主脾所生病者……溏,瘕泄……"溏,指大便稀薄;瘕泄,指痢疾而言。

〔10〕《灵枢·五癃津液别》曰:"五谷之津液,和合而为膏者,内渗入于骨空,补益脑髓,而下流于阴股。"《太素》注:于"阴"下无"股"字。这最后一句大意:阳气不能固摄的时候,精液即下流阴窍。

〔11〕《素问·太阴阳明论》之引文,于"四肢不得禀水谷"后有"气"字,接着下文无"谷"字,是"气日以衰"。其他引文无误。

**【读案心得】** 本案患者为"年约七八岁"之儿童。病因乃"于二岁时,久患腹泻,日夜无度"。张氏接诊时脉证表现:"其脉迟弱,其状痀偻……面白而瘦。"预后:"久泻不愈,恐难永年。"张氏于"论"中引录《黄帝内经》之《素问》与《灵枢》11篇相关内容与《伤寒论·辨少阴病脉证并治》篇之相关内容分析之,最后总结说:"此证脉象迟弱,大便溏泻,背偻胸挺,此脾肾两虚也。而殡泻先于痀偻,此肾衰由于脾虚也。故以理中加附子汤以治之。"该方"补脾温肾",后天与先天兼补并调。家人说服药后"效日著"。张氏叮嘱说:"仍以守服勿辍。"虚劳久病,欲求恢复,必须慢慢调养,不可急于求成,王道无近功也。随访:"后此数年……闻能挺直如常人,现就学于鄂某中学。"

本案患儿即西医学所说的"佝偻病"。该病在贫穷年代为儿科常见病之一,多因营养不良而维生素D缺乏所致,临床可表现为睡眠不安、易激惹、骨骼畸形软化等。早发现、早诊断、早治疗是关键。本案患者正是在该病多发年龄(两岁以前),"久患腹泻,日夜无度",如此精微之源屡遭摧残,日复一日,年复一年,至"七八岁",已病入膏肓,"恐难永年"!得遇良医,审病求因,辨证求本,施治求准,守方久治,竟获恢复"挺直如常人"之神奇良效!有道之士都会惊呼:"中医真伟大!"难道不是吗?患儿家人曾"问于西医,云欲用夹板以矫之……"如此外治法,岂能治如此内因虚衰之痼疾!中医伟大,毋庸置疑;中医特色疗效,无与伦比。必须有如此民族自信,中医自信,再付诸行动,下一番功夫,学好中医、干好中医,服务苍生,造福人类。

# 借附子汤治久视无见证论

　　黄承烈，好学深思，手不释卷，目力大耗，又尝博览医籍，惜不得门径，因无所获。闻余名诣寓乞诊曰：我之目力，不能久视，久则昏黑，甚则熟视无覩(音义古同"睹")，必合目少顷，乃能后覩，谓有疾耶？初视无异，谓无疾耶？有时而盲。尤奇者，身不畏寒，背常瑟瑟，究属何病？宜如何治？请明教之。吾据其言，并按其脉，乃告之曰：此为心肾阳(手抄本无"阳"字)虚也，宜附子汤主之。黄闻余言，似疑似信，然为创闻而尝试之，服数剂，眸(móu 谋)子瞭然("眸子"本指瞳仁，也泛指眼睛。后"瞭然"，眼明貌)。

　　论曰，《口问》篇曰：心者，五脏六腑之主也；目者，宗脉之所聚也，上液之道也(《太素》注："大小便为下液之道，涕泣为上液之道")；口鼻者，气之门户也。故悲哀愁忧则心动，心动则五脏六腑皆摇，摇则宗脉感，宗脉感则液道开，液道开，故泣涕出焉。液者，所以灌精濡空窍者也。故上液之道开则泣，泣不止则液竭，液竭则精不灌，精不灌则目无所见矣，故命曰夺精[1]。《海论》曰：髓海不足，则脑转耳鸣，胫痠眩冒，目无所见，懈怠安卧[2]。此《内经》言目无所见之病因也。细绎其文，一则曰液竭，再则曰精夺(手抄本作"夺精")，三则曰髓海不足，由胃出者谓之液。《决气》篇所谓谷入气满，淖泽注于骨，骨属屈伸，泄泽补益脑髓，皮肤润泽，是谓液[3]者是也。归肾脏者谓之精。《决气》篇所谓两神相搏，合而成形，常先生身，是谓精[3]者是也。濡脑盖者谓之髓，《海论》所谓脑为髓之海，其输上在于盖，下在风府[2]者是也。分之虽有三名之别，合之实为一气之同，盛则皆盛，衰则俱衰。盖胃生津液，由脾心下藏于肾，则为精；肾主藏精，由背脊上注于脑则为髓。《五癃津液别》篇所谓五谷之精，和合而为膏者，内渗入骨空，补益脑髓，而下流于阴股[4]者是也。诚以骨之精为瞳，髓之本为肾，目之用在乎瞳，瞳之见赖乎精。征之此症，初视无异，继遂昏朦，终至无见，其为肾胃虚弱，液竭精夺，瞳子失养，目力乃衰可知也。《刺疟》篇曰：肾疟者，令人洒洒寒，腰脊痛宛转，大便难，目眴眴然，手足寒[5]。此《内经》言，目无所见之病证也。细绎其文，一则曰洒洒寒；再则曰，腰脊痛；三则曰手足寒。虽云肾疟之特状，实乃肾病之通证。唯《伤寒论》中之附子汤，其方之用法，既可以治肾精不上之背恶寒，复可以治胃液不充之手足寒，又可以治肾精不振之身体疼，骨节痛。此《伤寒论》附子汤所治之证，既与《内经》肾疟目无所见之证相合，其能借治久视无见可知也。其方之药品，有熟附以助下焦之生阳而益肾精，人参、白术以培中焦之谷气而补胃液，茯苓养心，芍药资血，精液两补，心血兼调，脑髓充足，目得濡灌，自能转明矣。此《伤寒论》附子汤所用之意，又与《内经》液竭精夺目无所见之因相合，其能借治久视无见又可知也。

## 【引经校注】

〔1〕《灵枢·口问》之引文，"黄帝曰：人之哀而泣涕出者，何气使然？岐伯曰：心者……摇则宗脉感，宗脉感……"之两个"惑"字，原文为"感"。其他无误。

〔2〕《灵枢·海论》之引文两段，上段引录无误；下段"脑为髓之海，其输上在于其盖，下在风府"。语译：髓充于脑，所以脑称为髓海，它是气血输注的重要俞穴，在上是脑盖中央的百会穴，在下是风府穴。

〔3〕《灵枢·决气》之引文两段，下段"常先生身"，原文作"常先身生"。其他引录无误。

〔4〕《灵枢·五癃津液别》："五谷之津液，和合而为膏者，内渗入于骨空，补益脑髓，而下流于阴股。"

〔5〕《素问·刺疟》之引文，"洒洒寒"，原文作"洒洒然"。洒洒然：寒栗貌。宛转：马莳注："宛转而难于转身也。"眴眴（xuàn xuàn 眩眩）：眴、眩二字古通。马莳注："目眴眴然，水亏则火盛，故目不明也。"

**【读案心得】** 本案目病之成因，乃劳心用眼过度。目病之特点，"不能久视，久则昏黑，甚则熟视无睹，必合目少顷，乃能后睹"。兼症，唯"背常瑟瑟"，即"背恶寒"之状。张氏未明言其脉，但判断"此为心肾阳虚"，必是脉象虚弦，或迟缓无力。服用附子汤数剂而目力恢复。为何以该方可治此病？张氏熟读《黄帝内经》，深明"目力"之生理与本案患者"久视无见"之病机，特别是从《素问·刺疟》所曰"肾疟者，令人洒洒寒，腰脊痛宛转，大便难，目眴眴然，手足寒"之论受到启发，领悟到"虽云肾疟之特状，实乃肾病之通证。唯《伤寒论》中之附子汤，其方之用法，既可以治肾精不上之背恶寒，复可以治胃液不充之手足寒，又可以治肾精不振之身体疼，骨节痛。此《伤寒论》附子汤所治之证，既与《内经》肾疟目无所见之证相合，其能借治久视无见可知也"。张氏以上之论，将《黄帝内经》理论与仲景书方证融会贯通，以释"久视无见"之病理，乃为吾辈学经典指点迷津也。

## 【相关条文】

少阴病，得之一二日，口中和，其背恶寒者，当灸之，附子汤主之。（304）

少阴病，身体痛，手足寒，骨节痛，脉沉者，附子汤主之。（305）

妇人怀娠六七月，脉弦发热，其胎愈胀，腹痛恶寒者，少腹如扇，所以然者，子脏开故也，当以附子汤温其脏。（方未见）（二十·3）

方药用法：附子二枚（炮，去皮，破八片），茯苓三两，人参二两，白术四两，芍药三两。上五味，以水八升，煮取三升，去滓，温服一升，日三服。

# 借附子汤治怔忡证论

崇廉泉，驻京旗籍也。清季在奉，屡膺（膺于此为"接受"之义）县令，缺皆冲繁（"冲繁疲难"的来历见于清·雍正年间的《秦疆治略》一书，释曰："交通频繁曰冲，行政业务多曰繁……"缺指"官缺"，清朝特设"官缺"制度），操劳过度，患怔忡。乃服归脾、都气、养心等丸寡效。闻人言天王补心丹之妙，购服之，怔忡加剧，又复善恐、遗精，遂延为诊。询知年才五十，形体甚衰，尺脉微弱。告以证属君火衰微，神机不转，法当补火为急，不宜服药撤之。崇讶而问曰：补心丹凉药乎？吾曰：非也。惟方内二冬三参，为撤心火设也。曾见道藏偈（jì 计：佛教中的唱词）云，邓天王悯志公讲经之劳，因锡（"锡"字在此释义为"赐给"）此丹，撤其心火，则心火衰微者，非所宜也。因拟附子汤方治之，崇以方无心药为疑，乃以方解告之，始信而服，果愈。

论曰：怔忡之症，《内经》载有多种，有由心包者，有由胆者，有由心者，有由肾者。此病则为肾病也，以其尺脉微弱，是其元阳不振也；时常善恐者，肾气不足也；夜寐遗精者，是其阳虚阴走也。盖即《经脉》篇所谓：肾足少阴之脉，是动气不足则善恐，心惕惕如人将捕之[1]者是也。何以言之？以心者阳也，肾者阴也，心者火也，肾者水也，然而肾虽为阴，阴阳原属互根，是以肾之真阴虚，即为肾之元阳虚。《大易》之义，离下坎上，水在火上，乃成既济[2]。肾阳若虚，阴寒上犯，阴侵乎阳，水乘其火，心不得真阴之济，肾反恣其阴寒之侮，心不安宁，遂病怔忡。因师仲圣之意，乃主附子汤为治，原以补其肾阳，即以助其肾阴，心火得济，怔忡斯愈。

## 【引经校注】

〔1〕《灵枢·经脉》曰:"肾足少阴之脉……其支者,从肺出络心,注胸中。是动……气不足则善恐,心惕惕如人将捕之,是为骨厥。"骨厥:肾主骨,因本经经脉之气变动,上逆出现的证候。

〔2〕《大易》,即《易经》。晋左思《魏都赋》:"览《大易》与《春秋》,判殊隐而一致。"《象辞》说:《既济卦》的卦象是离(火)下坎(水)上,为水在火上之表象,比喻用火煮食物,食物已热,象征事情已经成功。既济卦,由离、坎两卦组成。从卦象来看,离为火,位在下;坎为水,处于上。"既济"一词源于《易经》中的"水火既济,坎上离下"。即坎上离下相济的意思。

**【读案心得】** 本案患者怔忡之成因,为"操劳过度",劳心伤神所致也。所"服归脾、都气、养心等丸"剂,方与证不大切合,故而"寡效"。又服用天王补心丹(当归、人参、玄参、丹参、白茯苓、五味子、麦冬、天冬、地黄、桔梗、当归、酸枣仁、远志,以朱砂为衣),不仅无效,反"怔忡加剧,又复善恐、遗精"。如此情况,为方不对证,误治也。为何?该丹药中虽有益气养血安神之药,但总归"凉药"较多。如此以凉为主的群药之方,用治"君火衰微"之证,则促使衰微之火更微弱,故心君之病剧,并伤及先天之根本而"善恐、遗精"也。附子汤治之,君药附子既补肾阳,又补心火;人参"主补五脏,安精神"(《神农本草经》);白术、茯苓补土益心;芍药阴柔,用之宜慎,只能为佐,剂量应小。张氏以《易经》卦象之哲理,解析附子汤治之之道理,使水火不济之病候,恢复水火既济之康泰。

# 借白通汤治大小便闭证论

艾君丹九之令堂,年逾九十,体素强,及老渐衰。艾君事之甚孝,膳最甘肥,动作复少,渐至数日不更衣,胀闷殊甚,恒以行气消导药品利之,久渐不效;有以大黄、二丑进之乃畅,久亦不效。一日大便已逾十日,小便亦经二日,俱闭不通,胀闷欲绝,六脉沉细而紧。余以症急,非用白通汤莫救。艾畏太峻,仅与半盏,胀益急,嘱尽服,并令用生姜、葱白煮水盛于盆,坐蒸之,藉助药力,顿欲便,扶之起,二便俱下,遂获安全。

论曰:《伤寒论》之白通汤,乃治少阴病下利脉微者,下利之与便闭症迥不同。今以借治,胡竟获效,亦以肾开窍于二阴,肾又为胃之关,关门不约,则为下利;窍道不通,则为便闭。索其原由,要皆责之肾脏虚寒,不能上交于心,阴阳势将分离,中土因以失运,不能约束而为下利,不能传送而闭便(手抄本作"便闭",为确)。譬之司掌此门之锁钥者,出入无禁,固为失守,一阖不开,宁非溺职(四字大意是说,难道不是失职吗)?白通汤者,乃急温肾脏以启生阳,温固中土,以交上下之剂。因其达地通天,阴阳互济,中土冲和,则不惟下利可以止,闭便亦可以通矣。《邪气脏腑病形》篇曰:肾脉急不得前后[1]。《刺腰痛》论篇曰:大便难,刺足少阴[2]。《杂病》篇曰:厥气走喉而不能言,手足清,大便不利,取足少阴。又曰:腹痛,大便不利,腹大,取足少阴[3]。此症所见,沉紧之脉象,与《灵枢》之不得前后者之脉象相同,借用白通汤之治法,与《灵》《素》之取足少阴者之治法,又复悉合。余因参伍错综,采用不疑,宜尽一剂而病霍然。


## 【引经校注】

〔1〕《灵枢·邪气脏腑病形》曰:"肾脉急……不得前后。"

〔2〕《素问·刺腰痛》曰:"大便难,刺足少阴。"肾开窍于二阴,肾病关门不利,故大便难,应刺足少阴肾经。王冰注:"涌泉主之。"

〔3〕《灵枢·杂病》之引文两段,上段引录无误。下段之原文曰:"腹满,大便不利,腹大,亦上走胸嗌,喘息喝喝(hè 贺:大声喊叫,此指张

口喘息有声)然,取足少阴。"

**【读案心得】** 本案患者年逾九十,肾气必衰;善食甘肥,活动复少,必不利脾之健运、胃肠之和降。如上患者,数日不大便,法当以补肾、健脾、和胃方药调之。却以行气消导药利之,复以大黄、二丑泻之,虽畅快一时,久必无效。如此以实治虚,治标不治本之法,贻害无穷,终至二便不通之急症。张氏的高明,就在于明辨虚实,以治阳虚下利之经方白通汤,借治肾气虚寒之二便不通急症,并配合姜葱煮水坐浴熏蒸疗法,以助药力。如此内服、外蒸法,温肾以振奋元阳,温中以助脾升胃降,"二便俱下"。真善用经方者也!如此神奇疗效,非中医莫为。而现今中医有多少具有如此功夫者?少矣!医者只晓有"增水行舟"之法,此水涸舟停也。此案治方,乃为"温阳行舟"之法,譬如风平浪静而舟停,需要"借风"使之动也。

**【相关条文】**

少阴病,下利,白通汤主之。(314)

少阴病,下利,脉微者,与白通汤。……(315)

方药用法:葱白四茎,干姜一两,附子一枚(生,去皮,破八片)。上三味,以水三升,煮取一升,去滓,分温再服。


# 借四逆汤治目遽失明证论


余寓(音义同"寓")京师,有客戾止(到来),闲(手抄本作"闭"字,有误)谈其友王献廷,遽然失明,惋惜不已。余曰:此非不治之症也。客曰:王曩(nǎng攘:从前、过去)佣书(受雇为人抄书)时,衣食尚虞(yú于:忧虑)难给,今已饥饿不出门,遑论(不必论及;谈不上)治病乎?余曰:愿介绍(手抄本"介"后无"绍"字)余往,再为之谋何如?客曰:善。于是偕行至城东郭,茅屋半椽(chuán船:承托屋顶的木构件），萧然四壁。客欸（为"款"的异体字，音义同款，于此为敲打、叩之义。手抄本作"疑"，有误）门，语以（手抄本作"以语"）来意，其妻延入。诊之脉沉，问之言患水泻颇久，忽于某夜顿觉手足无温，拥衾（qīn 亲：被子）踡卧，目犹无恙，诘旦（清晨）目竟失明，今已月余，饥寒交迫，纵令仁者术擅回天，其奈药资无措何！言之泪堕，吾慰之，乃购四逆汤一剂给之。自是日往一次，日给一剂，并为接济日用，服至五剂，即能辨物，至十剂即能见字。意欲佣书，吾阻之，竟为接济月余，至痊而止。

论曰：此症乃少阴肾病，精不能升，目无所资，遂遘失明。《经脉》篇所谓肾足少阴之脉，是动则病目𥆨𥆨（huāng 荒：指视物不清）然，如无所见[1]者，是也。譬如膏镫（音义同"灯"）发光，固由于炷（灯心），烛（蜡烛）物是赖乎膏。否则，镫虽严饎（古同"饰"），炷亦宛存，若因脂膏不连于炷，欲镫明照，必不可得。镫犹人也，炷犹目也，膏犹精也。下之肾精既不升，上之目必失明。治求其本，升精为急，征之此症正气下陷，故脉象见沉；生阳下脱，故下利清谷。可知其目遘失明，乃由肾精不升，既非阴阳厥逆，亦非液竭精夺也。液竭精夺，则初尚能见；阴阳厥逆，与精气不升，则始即无覩（古同"睹"）。故余治青盲，以真武汤，从中以交通上下，平其厥逆；治久视无见，以附子汤从下中以达上，补其精液；治此症，以四逆汤专补元阳，升其肾精。肾精不升，与液竭精夺、阴阳厥逆见，症既异而治法固异，液竭精夺，与阴阳厥逆，见症不异而治法亦异。同一症而治法百变，共一方而运用万殊。此医术之所以难精，医道之所以为神也。故必深明孟子所谓圣之时（意思是能适应时势发展。旧时常用来称颂孔子。《孟子·万章下》："孟子曰：……孔子，圣之时者也。"孟子罗列了四种圣人的典型，而孔子为顺应时势的圣人。"时"为孔子所提倡的一个重要思想，同"中庸"），《般若经》（《般若经》是大乘佛教空宗的主要经典，也是大乘佛教中形成最早的一类经典，由般若部类的众多经典汇编而成)所谓应无所住而生其心(出自《金刚经》:"不应住色生心,不应住声香味触法生心,应无所住而生其心。"其中的"住"指的是因为对色、声、香、味、触的向往而引发的执著心。总之,"应无所住而生其心",即不生执著心,才能生清净心)之旨,始可为医。

## 【引经校注】

〔1〕《灵枢·经脉》曰:"肾足少阴之脉……是动则病……目䀮䀮如无所见……"

**【读案心得】** 读罢此案,令人肃然起敬!张有章氏,确实仁心良医也。其诊治经过,详细生动,感人之深,净化心灵。所治患者王某,家徒四壁,佣书谋生,饥寒交迫,穷困潦倒,食难饱腹,水泻颇久,伤阴损阳,生阳下脱,肾精不升,目睛失明矣。良医辨证虽准,方药虽精,但病者家贫,无资购药服之,奈何?良医之良者,不仅医术高明,并且医德高尚。张氏二者兼备,亲自开方送药,"并为接济日用……接济月余,至痊而止"。如此善举,堪称楷模!此中医优良之传统也。究其善根神术,其"论曰"最后已言明,即源于孔孟之道,源于佛教之经也。须内"必深明孟子所谓圣之时,《般若经》所谓应无所住而生其心之旨,始可为医"。所谓"圣之时",用医圣张仲景《伤寒论》的话说,则为"观其脉证,知犯何逆,随证治之"也。所谓"应无所住而生其心"者,即要求医者不要被名、利及仕途所惑,只有一颗"先发大慈恻隐之心,誓愿普救含灵之苦"的"清净心",才能成为一名"毫不利己、专门利人"、全心全意为患者服务的苍生大医。

## 【相关条文】

伤寒,脉浮,自汗出,小便数,心烦,微恶寒,脚挛急,反与桂枝欲攻其表,此误也。……若重发汗,复加烧针者,四逆汤主之。(29)

伤寒,医下之,续得下利清谷不止,身疼痛者,急当救里;后身疼痛,清便自调者,急当救表。救里宜四逆汤,……(91)

病发热，头痛，脉反沉，若不差，身体疼痛，当救其里（四逆汤方）。（92）

脉浮而迟，表热里寒，下利清谷者，四逆汤主之。（225）

少阴病，脉沉者，急温之，宜四逆汤。（323）

少阴病，……若膈上有寒饮，干呕者，不可吐也，当温之，宜四逆汤。（324）

大汗出，热不去，内拘急，四肢疼，又下利厥逆而恶寒者，四逆汤主之。（353）

大汗，若大下利而厥冷者，四逆汤主之。（354）

吐利，汗出，发热，恶寒，四肢拘急，手足厥冷者，四逆汤主之。（388）

既吐且利，小便复利而大汗出，下利清谷，内寒外热，脉微欲绝者，四逆汤主之。（389）

下利腹胀满，身体疼痛者，先温其里，乃攻其表。温里宜四逆汤；……（372，十七•36）

呕而脉弱，小便复利，身有微热，见厥者，难治，四逆汤主之。（377，十七•14）

方药用法：甘草二两（炙），干姜一两半，附子一枚（生用，去皮，破八片）。上三味，以水三升，煮取一升二合，去滓，分温再服。强人可大附子一枚，干姜三两。

# 借真武汤治青盲证论

汉阳吴仙舫在陆军部曹（汉代尚书分曹治事，到明清时代，"部曹"就成为各部司官之称）时，请为其弟鹤舫治盲，即俗所谓青盲是也。自云：数月前目中忽如电闪者数，正骇异间，黑云漫涌，明遂失矣。中医云瞳人反背（病证名。系指瞳仁偏倾一侧之病证。《证治准绳·杂病》："又名瞳人反视。"《审视瑶函》："珠斜翻倒转，白向外而黑向内也。"本病属于目偏视之重症），为难治；西医云梅毒入目，为不（手抄本作"难"）治。素闻长于医，尤擅眼科之密，乞为诊察，尚可治否？余问之，则曰：腹时作胀。诊之脉象，沉迟时而见数。视之目如平人，惟双瞳特大，询知为西医用药水试验所致也。许为治，并处一方而归。仙舫嫌余方大热，疑不敢用。问其司长陈公芷皋（手抄本作"举"），公曰：此真武汤也，以治令弟之盲，允称妙用，吾深赞之，服必有效，仙舫疑乃释，服果瘥。忆其时间亦随症易方，要其首功，实推真武，犹赖富有医识之陈公以成之也。知己难逢，古人同慨，而吾竟遇之。

论曰：余治此证，主以真武汤者，悉系（手抄本无"系"字）依据《内经》之意义，因而借用《伤寒》之方药，互相印证，毫不乖舛（chuǎn 喘：违背），兹将经旨与方解分言之。《解精微论》曰：厥则目无所见。夫人厥则阳气并于上，阴气并于下。阳并于上，则火独光也；阴并于下，则足寒，足寒则胀也。夫一（手抄本无"一"字）水不胜五火，故目眦盲[1]。盖骨之精为瞳子，肾之精不上贯于目，故目无所见，诸阳之气合并于上，诸阴之气合并于下，心乃阳中之太阳，目为五脏之专精，故阳并于上，不得阴气以和之，则火独炎于上；肾为水脏，受五脏之精，阴脉集于足下，故阴并于下，不得阳气以和之，则足寒，足寒则脏寒生满病也。一水谓肾之精也，五火谓五脏之气也，五脏阳气尽升于上，故谓之火，以阳即火也。肾主藏精（手抄本无"五脏阳气尽升于上……肾主藏精"之21字），五脏之精，流溢下行，是阴气尽并于下，故谓之水，以阴即水也。不胜者不敌也，阴不敌阳，互相厥逆，则目眦盲，此经旨也。真武汤方中，用附子者，益下焦水中之生阳，以达于上焦之君火，交通上下斡旋阴阳也；用白术、茯苓者，补中焦之津液，以心肾必藉中土之气而合会也；用芍药者，取其收摄阳归根；用生姜者，取其宣启阴上行，此方解也。此症其脉象沉迟中，时而见数，岂非阴阳厥逆乎？目如平人，独不见物，岂非目无所见乎？腹中胀满，岂非脏寒满病乎？准经勘证，固甚合矣。认证处方，亦甚合矣。较之市上自称为眼科专家，目中只识不经之书，心中只知荒谬之理，开口不言肝火，举笔即云肺热者，为何如耶？医风至今，可为叹息。

## 【引经校注】

〔1〕《素问·解精微论》之引文无误。"夫一水不胜五火"一句，《类经》十八卷第八十注："一水，目之精也。五火，即五脏之厥阳，并于上者也。"五火：《太素》卷二十九水论作"两火"。

**【读案心得】** 本案论患者"青盲"证候之特点，形象逼真，如曰："数月前目中忽如电闪者数，正骇异间，黑云漫涌，明遂失矣。"诊察目部之异常，真切如询，如曰："视之目如平人，惟双瞳特大，询知为西医用药水试验所致也（西医用仪器视察眼底之前用药散瞳所致）。"审病（"瞳人反背"）平脉（"沉迟时而见数"之脉，若查心电图，很可能是"心律失常"）辨证（"……阴不敌阳，互相厥逆，则目眦盲"），以真武汤治之而"果瘥"，则更为神奇！而神奇之理论探秘，应求之于《黄帝内经》之《素问·解精微论》。张氏于"论曰：余治此证，主以真武汤者，悉系依据《内经》之意义，因而借用《伤寒》之方药，互相印证，毫不乖舛，兹将经旨与方解分言之。……"张氏对真武汤之方解，独出心裁，他说："真武汤方中，用附子者，益下焦水中之生阳，以达于上焦之君火，交通上下斡旋阴阳也；用白术、茯苓者，补中焦之津液，以心肾必藉中土之气而合会也；用芍药者，取其收摄阳归根；用生姜者，取其宣启阴上行，此方解也。"张氏感叹："知己难逢"！确实，人生难得一知己。笔者感叹：良医良师难逢，而良医之著作即良师也。求得良医良师侍诊当然好，求之不得，以书为师，潜心研读，临证揣摩，深思善悟，持之以恒，可望成为良医。

# 借真武汤治耳目聋盲证论

　　李三以艰苦起家，年逾五十，目盲耳聋，无子，急欲纳妾，乞诊于余。诊得尺脉数而大。余曰：以子之脉，肾阳虚甚，恐难有后，就令纳宠，必俟（sì 四：等待）昏转明聋转聪者乃可，毋欲速也。李曰：吾之耳目，尚可治乎？余曰：可。李喜甚！敦促拟方，乃以真武汤方与之，服之而效。又以纳妾（手抄本作"妾"，有误）心切，接（手抄本作"按"）服三十余剂，不惟耳聪，目亦明。诣寓拜谢，吾以珍重嘱之。后二年于渠（方言：他）兄处见之，则耳无闻、目无见矣。盖纳妾后尝服参茸以图尽欢，故至于此。

　　论曰，《脉度》篇曰：肾气通于耳，肾和则知五音矣[1]。《师传》篇曰：肾者主为外，使之远听[2]。《宣明五气》篇曰：肾主骨[3]。《大惑》篇曰：骨之精为瞳子[3]。以觇（chān 搀：看，窥视）此症之耳目聋矇，皆由肾发，则易知也。然肾中原具阴阳，往往阴症似阳，阳症似阴，未易知也。矧（shěn 审：况，况且）肾中阴虚阳虚，皆能病及耳目，余遽（jù 句：该字有多种不同解释，据前后文，此处应释为于是、就、竟）以肾中阳虚为治者，盖据尺脉数而大耳。阴部脉胜，故知阳虚，阳气既虚，阴无所镇，不能闭藏，肆行于上侵及耳目，失其聪明。故用真武汤以治之，既可温摄肾阳，又可招纳群阴，斯为对症矣。此方虽非为此症而设，此症竟以服此方而愈，笑余泥守成方者，其亦知古方之妙欤！

## 【引经校注】

　　〔1〕《灵枢·脉度》曰："五脏常内阅（经历之意，此处指五脏虽藏胸腹之内，而其气却可通达在外的七窍）于上七窍也……肾气通于耳，肾和则耳能闻五音矣。"

〔2〕《灵枢·师传》曰："肾者主为外,使之远听,视耳好恶,以知其性。"语译:肾脏的功能,表现在外者的就是人的听觉,因肾开窍于耳,根据耳的听力之强弱,就可判断肾脏的虚实。

〔3〕《素问·宣明五气》《灵枢·大惑论》之引文均无误。

**【读案心得】** 本案患者"年逾五十,目盲耳聋……"《经》曰:"七八,肝气衰,筋不能动,天癸竭,精少,肾脏衰,形体皆极。"(《素问·上古天真论》)张氏"诊得尺脉数而大……肾阳虚甚……乃以真武汤方与之,服之而效……接服三十余剂,不惟耳聪,目亦明"。如此良效,为药力接济之功,善自调养,本可巩固疗效而延年。但患者"纳妾后尝服参茸以图尽欢",本为半百有余之人,如此"以欲竭其精,以耗散其真,不知持满,不时御神,务快其心,逆于生乐"(《素问·上古天真论》)。其结果是前功尽弃,"则耳无闻、目无见矣"。如此教训,可警示同类之辈反思、觉醒。张氏于"论曰……余遽以肾中阳虚为治者,盖据尺脉数而大耳"。脉之三部,尺脉属肾,此乃常识。而"尺脉数而大",如何诊断为"肾之阳虚"?笔者求之于先圣后贤之经典名著,以期答案。先说大脉:医圣曰:"男子平人,脉大为劳,极虚亦为劳。"后贤张璐注释说:"仲景以大则为虚者,乃盛大少力之谓。……病久气衰而脉大,总为阴阳离绝之候。"(《诊宗三昧》)具体该患者而言,尺脉大主肾虚无疑,而阳虚则寒,其脉当迟,为何反见脉数?张介宾回答说:"数脉之辨,大约有七……虚损有数脉。""凡患阳虚而数者,脉必数而无力……且凡患虚损者,脉无不数,数脉之病,惟损最多,愈虚则愈数,愈数则愈危,岂数皆热病乎?若以虚数作热数,则万无不败者矣。"(《景岳全书·脉神章》)张氏所论,言辞恳切,启蒙解惑也。


# 借真武汤治临风流泪证论


王仁山,辽之老儒也,尤于黄岐仲景之书笃好之,惟不求甚解,运用寡效。一日过谈,自言患临风流泪,久治莫愈,果宜何药,乞为酌之。余诊其脉，两尺沉微，告以可服真武汤方。王讶之曰：此汤仅两见于《伤寒论》，原无治目之文，今嘱用之，或取芍药之平肝欤？抑别有用意欤？余曰：服自能愈。愈后王犹为问，终不遑（huáng 皇：闲暇）告，有负下问之忱，至今思之，犹以为憾。

论曰，《解精微论》曰：冲风，泣下而不止。夫风之中目也。阳气内守于精是火气燔目，故见风则泣下也[1]。此其症也，王仅知平肝，盖泥于肝属木，木生风之说而已。抑知肝风乃生自内，何必泪流定于临风之时耶？平肝之说无待深辩，然而真武汤内有姜附，似未合于火气燔目之义，余竟主之何也？此症两尺沉微，肾之元阳衰微于下，虚火上漫，变成假热。气者，人之阳气也；风者，天之阳气也。人之阳气内以守精，外以通目，阳气若虚，遇天之风，天人相感，风火交灼，气随风动，精失所守，乃去于目而泣下矣。唯真武汤内，有附子能温肾阳，引火下行；芍药可降虚热，调和阴气；白术、茯苓、生姜补益中土，长养阴阳。移治此症，丝丝入扣，宜乎验矣。

## 【引经校注】

〔1〕《素问·解精微论》之引文无误。"冲风"之前有"是以"二字。曰："是以冲风……"王冰注："冲风泣下而不止者，言风之中于目也，是阳气内守于精，故阳气盛而火气燔于目，风与热交，故泣下。"

**【读案心得】** 本案患者"临风流泪"，为常见之症。医者治之，多考虑肝开窍于目，肝属木，木生风，故从肝论治，谁能想到用真武汤治之呢？张氏平脉辨证，"告以可服真武汤方"而"愈"。张氏于"论曰……此症两尺沉微，肾之元阳衰微于下，虚火上漫，变成假热……遇天之风，天人相感……乃去于目而泣下矣。唯真武汤内，有附子能温肾阳，引火下行；芍药可降虚热，调和阴气；白术、茯苓、生姜补益中土，长养阴阳。移治此症，丝丝入扣，宜乎验矣"。需要进一步探究的是：前案"借真武汤治耳目聋盲证论"，为"诊得尺脉数而大"；此案"借真武汤治临风流泪证论",为"诊其脉,两尺沉微"。为何浮(大脉则浮)与沉、大与微、数与迟截然不同,却皆判断为肾之阳虚,皆以真武汤治之而愈呢?前之"尺脉数而大"已于该案中引据先圣后贤之论而剖析之;此之"两尺沉微",则显而易见,以尺脉属肾,沉脉主里,微主虚衰。具体论之,张介宾《景岳全书·脉神章》说:"微脉纤细无神,柔弱之极……乃血气俱虚之候……而尤为元阳亏损,最是阴寒之候。"李中梓《诊家正眼》说:"微脉极细,而又极耎,似有似无,欲绝非绝。主病:微脉模糊,气血大衰。……左尺得微,髓绝精枯;右尺得微,阳衰命绝。"总之,肾之阳虚,其脉"两尺沉微",为病机之常;其"尺脉数而大",为病机之变。知常达变,随机应变,才是审病平脉辨证之高手。没有学贯古今,明晰脉理的功夫,焉为良医?

# 借真武汤治喉症证(手抄本无"证"字)论

滇南(云南省简称"滇",滇南有两说:一是云南省的别称,二指云南境内昆明以南的地区)孙公昆池,于光绪戊申(即1908年),以户部主事奏调奉天督署咨议,与余交笃,其妻侄江献廷(手抄本作"庭")厲(同"寓")新民,江子四岁于喉之左右各生一瘤,肿而不赤,误为火炽,久服寒凉,直至痰声辘辘,呼吸维艰,乃求孙公来电乞诊。余以病甚危急,即以电话嘱先用半夏厚朴汤,以利其气。次日江回电话言:痰声大减,瘤与喘仍未宁,嘱服真武汤继之。江嫌诊未亲临,药又辛热,深滋疑虑,反复电商,余以舍此莫由答之。江无已,乃服之,旋来电话云:喘亦平。因嘱接服,日益就瘥。服至二十剂,瘤始全消。

论曰:此症不用少阴篇之苦酒汤与半夏散者,以彼两方,一主治咽中生疮不能言语,一主治咽中痛。此证喉但肿及逆气不利,且不见赤,故寒凉非所宜也。以此症本为少阴元阳不振,遂致阴气上干,循其经脉侵至于肺,痰凝气阻,喉因以肿。法当先以半夏厚朴汤,取其宣散利肺,以治其标,继用真武汤,取其镇纳固肾以治其本。《忧恚无言》篇曰:喉咙者,气之所以上下者也[1]。《脉经》篇曰:肾足少阴之脉,入肺中,循喉咙[2]。故治喉症者,宜于肺肾两经之寒热虚实,留意焉可。

**【引经校注】**

〔1〕《灵枢·忧恚无言》之引文无误。

〔2〕《灵枢·经脉》曰:"肾足少阴之脉……入肺中,循喉咙……"故"脉经"为"经脉"之误。

**【读案心得】** 本案患者为四岁幼儿,"于喉之左右各生一瘤,肿而不赤,误为火炽,久服寒凉,直至痰声辘辘,呼吸维艰"。此乃何病?以其症状特点,联系年龄,很可能是"扁桃体肿大",阻痹咽喉,影响呼吸,故"呼吸维艰";久服寒凉,伤及中焦,脾虚生痰,痰阻于喉,故"痰声辘辘";瘤"肿而不赤"者,非热毒蕴结,盖为寒痰凝滞也。张氏"论曰……以此症本为少阴元阳不振,遂致阴气上干,循其经脉侵至于肺,痰凝气阻,喉因以肿。法当先以半夏厚朴汤,取其宣散利肺,以治其标,继用真武汤,取其镇纳固肾以治其本",方法得当,故"服至二十剂,瘤始全消"。当今儿童,反复上呼吸道感染,多致扁桃体肿大,日久不消,影响呼吸等,治之多用清热解毒寒凉方药,久而无功,与本案误治例颇同。当引以为戒,师良医之方法为宜。

# 借真武汤治遗精证论

夏养和,以其子久患遗精甚剧,屡请为诊,诺之,并辔(pèi 配:驾驭牲口用的嚼子和缰绳。并辔:两匹马并排前行)而往,觉于殷勤欸(为"款"的异体字)冷(手抄本作"洽",为确。"款洽",亲切融洽)之中,时露伤惨惶恐之象,已知病势之重矣。及至诊之,其脉微细,面如傅朱,果险证(手抄本作"症")也。复问之,但告曰:医乃仁术,病虽危,冀转为安,子姑待之,乃令屏出左右而静思之,求其阴阳相维(手抄本作"继"),非真武汤莫属也。嘱急与服,面赤竟退,仍嘱接(手抄本作"按")服,遂臻全愈。

论曰,《生气通天论》曰:阳气者,烦劳则张,精绝,辟积于夏,使人煎厥,目盲不可以视,耳闭不可以听,溃溃乎若坏都,汨汨(gǔ gǔ 古古。手抄本作"泪泪",有误)乎不可止[1]。又曰:阴者,藏精而起亟(qì 气。起亟:不断地扶持和支援)也;阳者,卫外而为固也[1]。《阴阳应象大论》曰:阴在内,阳之守也;阳在外,阴之使也[2]。原之经意,盖曰阴阳之要,阳密乃固。操作烦劳,阳虚外张(手抄本"阳虚外张"四字重复),阳不为阴之使,阴不得阳,无所蛰藏矣。阴失其阳之守,阳不得阴,无以卫固矣。藩篱既撤,精流曷(hé 合:谁,怎么?)御?此证脉象微细者,阳虚也;面如傅朱者,阳浮也;遗精者,阳虚浮而阴脱也。因以真武汤维之,诚以精生于谷气,故用白术、生姜培补中焦;精又变自血液,故用茯苓资养心神;用附子以招引将亡之阳;用芍药以收敛欲脱之阴。调神益气,阴阳互维,揆(kuí 葵:揣测)诸经旨,甚属符合,若以恒法治之,徒交心肾,庸有济乎?

## 【引经校注】

〔1〕《素问•生气通天论》之上下两段引文无误。上段经文语释:在人体烦劳过度时,阳气就会亢盛而外张,使阴精逐渐耗竭,如上多次反复,阳愈盛而阴愈亏,到夏季暑热之时,便易使人发生煎厥病,发作的时候眼睛昏蒙看不清东西,耳朵闭塞听不到声音,昏乱之势就像都城将毁,急流奔泻一样不可收拾。

〔2〕《素问•阴阳应象大论》之引文无误。

**【读案心得】** 本案为"久患遗精甚剧"者，就诊"时露伤惨惶恐之象，已知病势之重矣"。此"望而知之谓之神"也。诊之"其脉微细，面如傅朱"。张氏"论曰……此证脉象微细者，阳虚也；面如傅朱者，阳浮也；遗精者，阳虚浮而阴脱也。因以真武汤维之，诚以精生于谷气，故用白术、生姜培补中焦；精又变自血液，故用茯苓资养心神；用附子以招引将亡之阳；用芍药以收敛欲脱之阴"。此乃求本《黄帝内经》相关论述，指导临证，深思熟虑，选定方药，"非真武汤莫属也"。急与服之，果然全愈。如上以真武汤治重症遗精，首靠精于四诊，更靠精通《黄帝内经》，治用经方，熟识药性，以及诸药之恰当组合。总之，欲为良医，必须潜心秦汉经典也。


# 借真武汤治阴肿证论


裴季陆之妻，年约三十，形体魁梧，皮肤洁白，初觉下体无温，小腹胀闷，小便不利，渐至阴肿，而痒（手抄本无"而痒"两字）、而烂、而痛，举止艰难，声音低小，动辄气喘，脉象沉迟。裴犹以为湿热。余曰：此属寒水为病，非湿热也，宜真武汤治之。裴疑不决，且言水与湿同。余告之曰：湿为燥之对，属于六气；水为火之对，属于五行。若夫汪洋之水，尚可以湿名乎？裴从之，服十余剂遂愈。

论曰：夫人身之津液，手（手抄本作"平"，有误）太阴肺主之，足太阴脾行之，足少阴肾藏之，足阳明胃生之，阴阳和畅，气行血流，彻上达下，津液四布。否则，或外伤于寒，或内损于欲，真元耗散，津液不行，变为水邪，周身淫溢。此症之水邪弥漫，端由脏腑之虚寒也。肺寒也，皮肤洁白矣；肾伤也，声音低小矣；脾虚也，举止艰难矣；胃弱也，下体无温矣。《水热穴论》篇曰：岐伯曰（手抄本无"岐伯曰"三字）：肾者至阴也，至阴者盛水也，肺者太阴也，少阴者冬脉也。故其本在肾，其末在肺，皆积水也。帝曰：肾何以能聚水而生病？岐伯曰：肾者胃之关也，关门不利，故聚水而从其类也。上下溢于皮肤，故为胕肿。胕肿者，聚水而生病也。帝曰：诸水皆生于肾乎？岐伯曰：肾者牝脏也，地气上者属于肾，而生水液也，故曰至阴[1]。是水肿也，乃少阴太阴阳明三经之为病也。肾上连肺，天水相通，若二经虚寒，肺不下交，肾不上达，而乃息喘矣。《脉经（原篇名为"经脉"）别论》篇曰：食气入胃，浊气归心，淫精于脉。脉气流经，经气归于肺，肺朝百脉，输精于皮毛。毛脉合精，行气于府。府精神明，留于四脏。饮入于胃，游溢精气，上输于脾，脾气散精，上归于肺，通调水道，下输膀胱。水精四布，五经并行[2]。是运输饮食之津液者，乃太阴阳明太阳少阴四经之所主也，若诸经虚寒，肾不化气，府不行气，脾不为胃行津（手抄本无"津"字）液，肺不为膀胱通水道，下游壅塞，水邪积聚，乃阴肿矣。故用真武汤去芍药，加细辛、五味、干姜以治之。方内茯苓、白术运脾以制其水；附子启肾以温其水；五味、细辛助少阴初生之气以上升；干姜温太阴脾土之气以上达。少阴气升则水天一气，太阴气达则天地交泰。《金匮》曰：腰以下肿则利其小便[3]，此其意也。

## 【引经校注】

〔1〕《素问·水热穴论》："黄帝问曰：少阴何以主肾？肾何以主水？岐伯对曰：肾者至阴也……"此后大段引文无误。

〔2〕《素问·经脉别论》之引文均无误。

〔3〕《金匮要略·水气病脉证并治》第18条"师曰：诸有水者，腰以下肿，当利小便；腰以上肿，当发汗乃愈。"

**【读案心得】** 本案以真武汤加减治疗妇人"阴肿，而痒、而烂、而痛……服十余剂遂愈"，真乃异病同治之典型范例，良医奇思妙想之神效也。张氏思想之奇妙，得益于对《黄帝内经》理论谙熟于心，从《水热穴论》《经脉别论》所论肺肾脾胃之生理功能、病机证候，联系到本案患者之病情，分析得头头是道，丝丝入扣，无以复加。节录如下："论曰……此症之水邪弥漫，端由脏腑之虚寒也。肺寒也，皮肤洁白矣；肾伤也，声音低小矣；脾虚也，举止艰难矣；胃弱也，下体无温矣。……是水肿也，乃少阴太阴阳明三经之为病也。肾上连肺，天水相通，若二经虚寒，肺不下交，肾不上达，而乃息喘矣。……若诸经虚寒，肾不化气，府不行气，脾不为胃行津液，肺不为膀胱通水道，下游壅塞，水邪积聚，乃阴肿矣。故用真武汤去芍药，加细辛、五味、干姜以治之。方内茯苓、白术运脾以制其水；附子启肾以温其水；五味、细辛助少阴初生之气以上升；干姜温太阴脾土之气以上达。少阴气升则水天一气，太阴气达则天地交泰。《金匮》曰：腰以下肿则利其小便，此其意也"。

# 借真武去生姜加细辛五味子干姜汤
# 治目中云障证论

辽阳刘北平，曾往山西一行作吏，旋患目疾，奔走于京奉旅大津沪各地访名医，治之增剧，满目云障，黑白全蔽，至不能瞻视，自分终老如斯，不作复明之想矣(手抄本无"矣"字)。适有以余善治目告刘，心甚喜，导之来，审察再三，究无以应，但许徐图而已。刘去，余遂遍检方书，终于目中生云之故，绝少发明。因以天地生云之理，比度试之，治以真武汤咳者加减之法，果令(手抄本无"令"字)跻(jī基：登，上升)于光明矣。

论曰：云障为病，虽非险候，然而轻则蒙蔽不明，重则障碍无见。虽居光天化日之下，实同无（疑有误，手抄本此字不清，似应为"人"）间地狱之中，心甚悯之。因此遍搜医书，求其真谛，迄不可得，间或列有治法，而于云生之理，究未详言。窃以云障者，即古所谓目翳者是（手抄本无"是"字）也。称目翳为云障者，亦以人譬之天也，目譬之日月也，翳譬之云也。因即云腾之理而深思之，盖云虽游行于天，实明出从（手抄本无"从"字）于地，以地之阴湿所化，故藏于山谷之中，必因天阳吸动，始可升腾于上。阳虚于上则阴气上弥，阴从乎阳，而邪气重逆，于是天之阳愈引，则地之云愈腾，地之云愈隮（jī 机："隮"在《诗经》中意为升起、登上、虹、云气、坠落。于此分析前后文，应理解为坠落之义），则天之阳愈（手抄本"愈"后有"于"字）格。自上而下者，上而不降，自下而上者，上而不归，天阳吸引，阴云乃合，仅得升腾，莫由下济，是地气之上干，乃由于天气之不治[1]。《大易》之卦，乾下坎上，云上于天，是谓之需，坎乃阴水，上斯为云，此可证云从地起，阴水所生之确据也。乾下坤上，天地交泰，是谓之泰，上下气交，和则为泰。此可知天吸云升，往而不返之为非也[2]。天地如此，人何不然？余即此理，因悟真武汤既可迎浮越之阳，以还于下，又可制冒明之阴，以沉于下，用治此证，若合符节。盖必阴阳和平，则云收雨散，而气朗天清矣。《四气调神大论》曰：天明则日月不明，邪害空窍，阳气者闭塞，地气者冒明，云露不精，则上应白露不下[3]。深晓此旨，乃知天阳吸引乃生阴云之理矣。

## 【引经校注】

〔1〕上述"以人譬天"之天地、阴阳等论述，其思想源自《黄帝内经》，相关经文引录如下：

《素问·生气通天论》言"黄帝曰：夫自古通天者，生之本，本于阴阳，天地之间，六合之内（东西南北四方及上下，合称六合。'六合之内'

亦指'天地之间'也），其气九州（指古代之行政区划）、九窍（眼、耳、鼻孔、口之七阳窍与前后二阴窍，合为九窍）、五脏、十二节（指上肢之两腕、两肘、两肩与下肢之两髀、两膝、两踝），皆通乎天气。其生五（天气衍生金、木、水、火、土五行，即'天布五行'之意），其气三（指阴阳之气各分为三，即太阴、少阴、厥阴与太阳、少阳、阳明），数犯此者，则邪气伤人，此寿命之本也。……阳气者，若天与日，失其所，则折寿而不彰（阳气失去了应有的位次，就会折损寿命，生命的功能也会微弱）"。

《素问·阴阳应象大论》言"黄帝曰：阴阳者，天地之道（自然界的规律）也……故清阳为天，浊阴为地，地气上为云，天气下为雨，雨出地气，云出天气"。注释：地面的水气，因天空阳气的蒸发而上腾为云，故称"云出天气"；云在天气的作用下成为雨，但它还是地面水气上升之后进一步演变而来，所以说"雨出地气"。

〔2〕"论曰"所谓《大易》，即《易经》。《易经》是中华民族传统思想文化中自然哲学与人文实践的理论根源，是古代汉民族思想与智慧的结晶，被誉为"大道之源"，其广大精微，包罗万象。《易经·系辞上传》云："易有太极，是生两仪，两仪生四象，四象生八卦。"八卦之名称：乾（天）、坤（地）、震（雷）、巽（风）、坎（水）、离（火）、艮（山）、兑（泽）。八卦相互组合，又构成、延伸为六十四卦。上述所谓"《大易》之卦，乾下坎上"与"乾下坤上"，是讲的两个具体卦象。中医学之阴阳、五行、六经、八纲等基本理论，其思想之根源即《易经》。故唐代医家孙思邈曾说："不知易，不足以言太医（太医是古代医术最高明者的称谓）。"美国哲学家卡普拉说："可以把《易经》看成是中国思想和文化的核心。权威们认为《易经》在中国二千多年来所享有的地位，只有其他文化中的《吠陀》和《圣经》可以相比。它在二千多年中，保持了自己的生命力。"所言《吠陀》用古梵文写成，是印度宗教、哲学及文字之基础。《圣经》是犹太教与基督教的共同经典。有人说，"《圣经》是一本劝人为善的书"。亦有人说："中国的圣经，即四书（即《论语》《大学》《中庸》《孟子》）、五经（《周易》《尚书》《诗经》《礼记》《春秋》）。"

〔3〕《素问·四气调神大论》之引文"云露"应为"云雾"，其他引文无误。引文之前的原文曰："天气，清净光明者也，藏德不止，故不下也。……"引文语译：天气，是清净光明的，天德隐藏不露，运行不止，

由于天不暴露自己的光明德泽,所以永远保持它内蕴的力量而不会下泄。如果天德暴露,就会出现日月昏暗,阴霾邪气侵害山川,阳气闭塞不通,大地昏蒙不明,云雾弥漫,日色无光,相应的雨露不能下降。

**【读案心得】** 本案病者患目疾"云障"求治于东北及京、津、沪各地名医,终无疗效。张氏接诊,亦茫然而无定见,缓以图之。遂遍阅方书,终无所获。潜心沉思《黄帝内经》《易经》所论天、地、人变化之相应、相通的道理,联系所治患者之病情,因悟以真武汤加减化裁,可"用治此证",果然恢复"光明矣"。需要探讨、明确的是,本案患者"云障"之特点为"满目云障,黑白全蔽,至不能瞻视"。"虽非险候,然而轻则蒙蔽不明,重则障碍无见"。如此目中云障之特点及预后,颇似西医所谓"白内障"也。张氏之宝贵经验,为"白内障"非手术疗法提供了思路。

张氏治例及其学术思想,使笔者想起为医之道的"医"字之三个同音字,即三句话:医者,易也;医者,意也;医者,艺也。

"医者,易也"。这是求索中医之源的共识。据学者考证,医家运用《易》解释病因病机者,始于春秋时期之秦国名医医和(见《左传·昭公元年》)。明代张介宾学承唐代大医孙思邈医论(见《大医习业第一》)说:"宾尝闻之孙真人曰:'不知易,不足以言太(大)医'。"总之,"易为大道之源,医理、儒理俱在其中"(章楠)。

"医者,意也"。《后汉书·郭玉传》:"医之为言意也,腠理至微,随气用巧,针石之间,毫芒即乖,神存于心手之际,可得解而不可碍言也。"大意是说,医生看病需要聚精会神,才能明察秋毫。日本吉益东洞《古书医言》说:"医者,意也。"此言当源于《子华子》所曰:"医者,理也;理者,意也。"(子华子为春秋时期哲学家,他生活在庄子之前,与孔子同时代,晋国人,持道家思想,有其独特之处)"意",就是要精益求精,格物致知,匠心独运,传承创新。国医大师干祖望的理解十分精当,他认为"医者,意也"是治病三部曲:一是回忆。《灵枢·本神》中所谓的"心有所忆谓之意",即"把你过去读过的包括经典著作在内的医药文献好好地回忆一遍"。二是思维(意用)。"把眼前的病和固有的技术综合起来思考斟酌"。三是决策(意断)。"从攻从补,取温取凉来制订你的治疗方案"。上述三部曲的基础是：多多读书（精读经典、博览群书）、勤于临证、善于思考、正确决断。

"医者，艺也"。中医是技术，也是艺术（人文），和中国传统文化中的琴、棋、书、画、儒、释、道、兵息息相通。为医之道，首要立德。德者，仁也。医乃仁术，医者人文思想、人格魅力、仁心大爱之心灵的确立，是成就良医的基础。"医者，艺也"，盖出自宋代沈括《良方》序："医诚艺也，方诚善也，用之中节也，而药或非良，其奈何哉！"沈括原意是治病五难中的别药之难。

综上所述，张有章氏可谓将医与易、意、艺融会贯通之良医，故取得临证之良效。吾辈应努力为之。


# 借真武去生姜加细辛五味子干姜汤
# 治齿痛证论


寇友三与余同事于海龙，患齿痛，寝食不安，自以为火，医亦以为火，日用清凉，痛不稍息，迁延已及两旬，忽增头眩耳鸣，益疑为火，请余诊之。嘱用石膏、细辛熬水漱（古同"潄"）之，移时痛减，劝服真武汤方，强而后可，才服三分之二，齿痛减其九，头眩耳鸣则已全愈，然犹不敢尽剂，畏可知也。乃即人非水火不能生活之言思之，其用同也，反之其害亦同也。寇独畏火，殆即水懦民玩，火烈民畏之说欤！

论曰，《内经》缪刺论篇曰：齿龋（qǔ 取：牙齿被腐蚀而残缺，龋齿俗称虫牙、蛀牙）刺手阳明，不已，刺其脉入齿中，立已[1]。《奇病论》曰：帝曰：人有病头痛，以数岁不已，此安得之？名为何病？岐伯曰：当有所犯大寒，内至骨髓，髓者以脑为主，脑逆故令头痛，齿亦痛（齿为骨之余，故亦齿痛），名曰厥逆[2]。盖以（手抄本无"以"字）

齿为阳明经所循行也，而肾主骨，齿又为骨之所终也。故《内经》治齿痛证，原分阳明与少阴两大法门，此症齿痛已（手抄本作"以"）外，复见头眩耳鸣，推究原由，厥为肾受大寒，因里病表，动其寒水之气伤其太阳之阳，侵入经脉，逆攻头脑，而头乃见痛矣。且寒邪窜肾，匿居骨髓，正不胜邪，脂枯不长，精竭无以上灌空窍，而耳乃见鸣矣。况寒久蓄肾，循化为热，热既恣虐于阳明，又牵动其所生，而齿乃见龋矣。唯是病本已在少阴，不可泥治阳明，故仅用石膏、细辛熬水漱之，以清阳明之热，而散少阴之寒，徒治其标，犹为无益，必用真武汤继之。附子温肾，白术、干姜、茯苓补中，以芍药专戢（jí 及：收敛，收藏）其入阳明之浮热，以细辛、五味子合驱其留太少之久寒。标本兼顾，阴阳并治，面面俱到，方能获痊。

## 【引经校注】

〔1〕《素问·缪刺论》之引文无误。

〔2〕《素问·奇病论》之引文，仅"名曰厥逆"之前少一"病"字，其他无误。

**【读案心得】** 本案为"患齿痛，寝食不安"，可知痛之甚也。从火论治，"日用清凉，痛不稍息"，可见方不对证也。延及两旬，又增"头眩耳鸣"，张氏诊之，意识到"病本已在少阴，不可泥治阳明，故仅用石膏、细辛熬水漱（古同"漱"）之，以清阳明之热，而散少阴之寒，徒治其标，犹为无益，必用真武汤继之。附子温肾，白术、干姜、茯苓补中，以芍药专戢其入阳明之浮热，以细辛、五味子合驱其留太少之久寒。"如上标本兼顾之方，"才服三分之二，齿痛减其九，头眩耳鸣则已全愈"。笔者多年以来，劳心过度，间或肉食稍多，易患牙痛，数日不已，重则齿龈肿，甚至齿缝流脓，即"牙疳"也。愚自行治疗，多从火治，方如玉女煎，多有效，但有时无功。今读张氏此案，颇受启发。凡病皆应辨证论治，但说者容易，实行则难矣！难在何处？学艺不精也。"学然后知不足"（《礼记·学记》），理应自强不息。

# 借真武去生姜加细辛五味子干姜汤
## 治流注证论

  张妪孤寡而贫,在汉以工作针蒴(ěr耳,蒴有两义:一为繁盛鲜艳;一为疲困的样子)自给,两腿遽患流注累累,大者径寸,小者如豆,不红不肿,按之不移,以无关碍,忽之,久则步履维艰,尚能动作,又久则动即气短而喘,工作遂辍,贫病交加,几将饿毙。其戚扶以诣(到,来到)余,余为购真武去生姜加细辛五味子干姜汤,三剂与之,意欲先平其喘,不期流注亦消。

  论曰:《内经》所谓昔瘤者,盖即流注之类也。何由知流注之同于昔瘤耶?诚以流注之发,皆由真元已虚,重感外邪,留积形体,以成者也。夫真元之虚,端由肾阳亏损,肾阳亏损,阴霾密布,营卫稽留,津液不行,寒凝为痰(手抄本作"瘀"),是流注之成也。如此而《刺节真邪》篇则曰:虚邪之入于身也深,以手按之柔,已有所结,气归之,津液留之,邪气中之,凝结日以易甚,连以聚居,为昔瘤[1],是昔瘤之成也。如此,是其病证之相同也。且瘤之与流,同音假借,展转因袭,遂成今名。是其病名之相同也,何由因流注遂病及喘促耶?夫肾阳虚而病流注也。前已言之,肾阳亏虚而病喘促也。再申言之,亦以肾阳下衰,阴气上腾,因本病标,动其肺脏,水行不利聚成痰饮,盘结胸中,阻碍呼吸,乃为喘促矣。是因流注遂病喘促也,何由用(手抄本以上三字作"何是由",有误)真武去生姜加细辛五味子干姜之能治喘促?而兼能治流注耶?以此汤内有附子之温,以治喘促,则可镇其肾以治流注,则可长其阳;有白术之补,干姜之温,茯苓之平,以治喘促,则可制其水,以治流注,则可行其津;有辛细(手抄本作"细辛",为是)之辛散以治喘促,则可交天水以治流注,则可驱肺寒;有芍药之苦降,以治喘促,则可平逆气以治流注,则可通经血。是用真武去生姜加细辛五味子干姜汤之能治喘促,而兼能治流注也。

**【引经校注】**

〔1〕《灵枢·刺节真邪》曰:"虚邪之入于身也深……以手按之柔。已有所结,气归之,津液留之,邪气中之,凝结日以易甚,连以聚居,为昔瘤(《说文·日部》:'昔,干肉也。'肉干则坚,此昔瘤,正谓其坚也,与下文曰'按之坚'义合),以手按之坚。"该原文之前后,还有"筋瘤""肠瘤""骨瘤"及"骨蚀"等病名,值得研究。

**【读案心得】** 本案所治患者,从其"两腿"患"流注累累……"之特点,与其素贫而"工作"久站之病因,颇与现今所谓"下肢静脉曲张"相似。张氏谓之与《灵枢·刺节真邪》篇所曰"昔瘤"相类。笔者查阅该篇"筋瘤"("虚邪之入于身也深……筋屈不得伸,邪气居其间而不反,发为筋瘤")之论述,则更相类。从患者之病因与发病特点,因虚而病无疑。治用真武汤加减治之,"意欲先平其喘,不期流注亦消"。如上"治此愈彼"案,并非偶然,偶然之中存在着必然也。为何?一言以蔽之,"异病同治"之大法的巧合案例。其"论曰"所论甚是,不必赘言也。

# 借乌梅丸治晕眩证论

陈廉刚,幼孤而鲜兄弟,母溺爱之。年方十五,忽患眩晕,日夜伏床,不敢转侧,动辄欲呕而烦,其母忧之。广延医治,言肝、言肾、言风、言火、言虚、言实,言人人殊,图治数月,方药杂投,迄无一应。延余诊时,适一老医马姓在座,见其案云:诊得尺虚关弦,病在肝肾,然肝火之上僭(jiàn 鉴:超越本分),缘乘脑髓之虚,髓根于（手抄本作"之"）肾，法当补肾生精，精足则脑髓充，脑髓充则肝火戢，以六味地黄汤主之。略于辨论，倨傲迈伦（迈伦：超过一般人），余知彼不识症，不欲与争而去。病家听其言颇成理，服至三剂，眩晕大剧。复延余往，治以乌梅丸，越三日而愈。

论曰：马医坚执肾亏（手抄本"亏"作"颅"）脑虚，肝火乘上僭之说，虽若近理，然证以诸风掉弦（手抄本作"眩"，为确），皆属于肝（见《至真要大论》——张氏自注）[1]，及春脉太过，令人善忘，忽忽眩冒而巅疾（见《玉机真脏论》——张氏自注）[2]之言，则知晕眩之症，不尽由于肾虚，亦有起自肝实者。夫风火上干，因肝邪实，逆扰元良（元良：大善，至德），乃成晕眩。病既在于（手抄本无"于"）肝实，法当治肝为急，不此之图，乃竟补肾，不维迂缓，难于有济，且肾为肝母，肝邪正炽，专补其肾，适助其肝，宜乎剧矣。故余用乌梅丸，乃取乌梅收敛肝风，除其邪，余药调补中土，扶其正，以视马医徒泥补肾，为何如耶（何如：什么。耶：相当于"吗"，"呢"）？《易》曰：差之毫厘，谬以千里[3]，信哉！

## 【引经校注】

〔1〕《素问·至真要大论》论病机十九条，载有"诸风掉眩，皆属于肝"一句。

〔2〕《素问·玉机真脏论》帝曰："春脉（'春脉者肝也'）太过与不及，其病皆何如？岐伯曰：太过则令人善怒（原作'忘'，王冰注：'忘当为怒字之误也。'新校正云：'按《气交变大论》云：木太过，甚则忽忽善怒，眩冒巅疾，则忘当作怒。'今据改），忽忽（精神不定，失意貌）眩冒而巅疾；其不及则令人胸痛引背，下则两胁胠（胠指胁上腋下的部位）满。"

〔3〕这句成语见于多家古籍，但源出于《易经》。

**【读案心得】** 本案患者倍受溺爱，易任性而肝气盛也。所患"眩晕"之特征，与现今西医之"梅尼埃病"颇相类。遍求多医，皆认证不准，方药杂投，故无疗效。马姓老医师云，似不无道理，但服其药"眩晕大剧"，亦失于偏颇、臆测而辨证不明也。张氏熟读《黄帝内经》，指导临证，从"肝实"论治，以乌梅丸主之。该方之要，在于取乌梅至酸之味为君药"收敛肝风"，风息则眩晕自止；治肝实证，"见肝之病，知肝传脾，当先实脾"（见《金匮要略》第一篇第 1 条），故治肝之同时，应兼顾"调补中土"也。

学习本案，除了张氏精于审病辨证论治之外，还有同行之间的相处之道，如"老医马姓……倨傲迈伦，余知彼不识症，不欲与争而去。……"如此明知老医诊治有误，却不与之争辩，不是明哲保身，而是不得已之策略也。疗效胜于雄辩，患者服了老医所处"六味地黄汤"后眩晕反剧，张氏"治以乌梅丸，越三日而愈"。真乃既精于医，又善处世之良医！"温良恭俭让"，此儒家提倡的待人接物之准则，亦儒医所具有之风度也。

## 【相关条文】

伤寒，脉微而厥，至七八日肤冷，其人躁无暂安时者，此为脏厥，非蛔厥也。蛔厥者，其人当吐蛔。今病者静而复时烦者，此为脏寒，蛔上入其膈，故烦，须臾复止，得食而呕，又烦者，蛔闻食臭出，其人常自吐蛔。蛔厥者，乌梅丸主之。又主久利。（338）

蛔厥者，当吐蛔，今病者静而复时烦，此为脏寒，蛔上入膈，故烦，须臾复止，得食而呕，又烦者，蛔闻食臭出，其人当自吐蛔。（十九•7）

蛔厥者，乌梅丸主之。（十九•8）

方药用法：乌梅三百枚，细辛六两，干姜十两，黄连十六两，当归四两，附子六两（炮，去皮），蜀椒四两（出汗），桂枝六两（去皮），人参六两，黄柏六两。上十味，异捣筛，合治之，以苦酒渍乌梅一宿，去核，蒸之五斗米下，饭熟捣成泥，和药令相得，内臼中，与蜜杵二千下，丸如梧桐子大。先食饮服十丸，日三服，稍加至二十丸。禁生冷、滑物、臭食等。

# 借乌梅丸治小儿渴泻证论

吴颖川，辽阳医学研究会之会长也。晚年纳妾，仅生一子，才四岁，因出疹，服凉药过多，疹遂隐而泻不已（手抄本作"止"），日用补脾利水法不应，反增手足时冷；疑为虚寒，用理中汤温补之，又增渴欲饮水，水入则泻，日夜无度。吴乞余往商之，但见吴子起卧不安，面赤唇红，手足冰冷，筋纹模糊。吴问寒欤热欤？余曰：兼而有之，未易言治，待余慎审，或能济之。正凝思间，吴之同会来者甚众，发言盈庭，无以有生理许者，吴益惧。余曰：无恐，嘱以乌梅丸如法服之，才服七丸，即能安睡，及醒，诸症如失。

论曰：疹毒本宜发表，乃寒凉凝滞，邪无出路，不能循手太阴之皮毛而外行，变成泻利，只得从足太阴之中宫而下注，若于斯时，用以解表（手抄本无"表"字，遗漏也）清里之剂，犹属合法。不此之图，竟疑脾虚，妄用理中汤（手抄本无"汤"字）补之。且疹之根源在于肌表，肌表之气，则为三焦及肺所主；肌表之血，则为冲任及肝所主。疹毒欲出于皮毛而遭堵矣，欲注（手抄本无"注"字）于中宫而遇困矣。毒邪难驯，岂肯坐困？不此则彼，不外则内，气分中不能斩关而出，血分中势必犯关思逞，况受参术之补，被姜附之温，循冲任之脉，因而逼动心包之火，热气上炎，津液烁（手抄本作"燥"）尽而口作渴矣；因心包之火，而适激肝脏之寒，疏泄无权，津液下注，而腹作利矣。上自为上，下自为下，阴阳背戾，寒热分离，故唯用乌梅丸，调中泄邪，驱寒戢火，始可救之。前医不察，少见多怪，适形其陋。

**【读案心得】** 本案幼儿出疹，反复误治，治成"坏病"！解危救困，殊属难矣！得遇良医，不被泛众议论所惑，"慎审……凝思"，其"论曰"

分析疹毒误治之成因，坏病危候形成之机理，解危救困方药之妙用，服后转危为安之捷效，读之令人心明眼亮，豁然开朗！令人钦佩不已，感慨万千！为医难，为良医更难也。必胸中有万卷书，心中无半点尘，精勤临证，匠心独运者，才能为医，才能成就良医。中医药神妙之功效，非良医莫为，此案为证也。

笔者赞叹之余，有个问题讨论如下：患儿"以乌梅丸如法服之，才服七丸，即能安睡，及醒，诸症如失"。如此神奇之捷效，张氏曰"用乌梅丸，调中泄邪，驱寒戢火"解释，读者你满意吗？愚不满意。笔者想起自号"知梅学究"之清代名医刘鸿恩所著《医门八法》中说："盖乌梅最能补肝，且能敛肝……凡虚不受补之证，用之尤宜。"联系本案患儿，"因出疹，服凉药过多，疹遂隐而泻不止，日用补脾利水法……理中汤温补之，又增渴欲饮水，水入则泻，日夜无度"。总之为误用凉药致泻，又温补不当而增渴，但以泄泻无度为主症。治用乌梅丸，该方以乌梅为君，又用醋渍之，其味至酸可知也。酸味能收能敛，"最能补肝，且能敛肝"，"肝敛则脾舒，脾舒则泻止"；泻止后水津上承，渴亦随止。说了这么多，笔者之意，患儿病危，以乌梅丸转危为安，其乌梅之专功特效不可不表彰也。

# 借乌梅丸治疝证论

边瑞卿，为余侄辈之同学也。有日来函，述其兄小腹剧痛，甚则手足皆冷，不欲进食，但思饮水，水入复吐，已阅七日，乞寄方救之，余邮馈乌梅丸，服果效，数服而瘥。

论曰：余常用当归四逆汤治疝者，以其厥阴之经血虚寒客也。今用乌梅丸治此疝者，以其厥阴之气互有寒热也。何以知其互有寒热耶？少腹剧痛，手足厥逆者寒也；渴欲饮水，水入复吐者热也；何以知其互有寒热者，乃厥阴在气之病也。少腹者，肝脉所经也，若为寒气所客，故剧痛也；厥逆者，阴阳不接也，若得中见之化，故厥逆有时也；木火干于上焦，故渴欲饮水也；木火侵于中焦，故水入复吐也。又何以知乌梅丸可以治此互有寒热之疝耶？方用乌梅之大酸，是治厥阴也；人参之甘寒，当归之苦温，干姜之辛温，是取阳明也；桂、椒、辛、附辛温之品，启下焦之生阳，而治少腹疼痛四肢厥逆；黄连、黄柏苦寒之品，泄上中之邪热而治渴吐。既病厥阴之症，治以厥阴之方，如斯借用，谁曰不宜？

**【读案心得】** 本案患者之诊治，不能望其气色、不能闻其音声、不能切其脉象，只凭"来函"所述病情，即处方药，"邮馈乌梅丸，服果效，数服而痊"。如此函诊，当今更为方便，一个电话就能进行问诊，若视频通话，即可实现望、闻、问三诊。"三诊"合参，对有理论功底与临床经验的医者，便可处方了。但对于危急重病与疑难痼疾，仍以四诊合参为要，若不切脉，如何准确判断寒热虚实之病性与轻重缓急之病势呢？本案仅凭函诊，即处方，且取效，以张氏为学验俱丰之良医也。需要明确，本案所治疝证，即腹痛证。以《说文》曰："疝，腹痛也。"不可理解为西医学所谓的"疝气"。中医学对疝气之特点的论述，《金匮要略》第十九篇第4条曰："阴狐疝气者，偏有小大，时时上下，蜘蛛散主之。"

# 借当归四逆汤治痫证论

余在辽，有一少年乞诊，言居城北隅，姓陈，凤章其名也。述其病，初因涉水，病阴股痛，渐见手足挛急。医以病属肝，肝属木，木生风，风盛则火炽，火炽则灼筋之说，治之不验。久遂抽搦（nuò诺：握，持，捏）卒倒，不省人事，历半时方已，已时手足如废，果为何病？请明告之。余切其脉细微欲绝，乃告之曰：此痫病也。投以当归四逆汤数剂，不惟痫已，而挛亦愈。

论曰：此症乃肝经有寒，血液虚少，脉失其养，气行不畅，因成痫病。故用当归四逆汤以借用之，补血散寒，通窍行气，荣卫既和，痫病自愈。何以言之？此症始也，其初起之证（手抄本作"症"）则为阴股痛，岂非肝经有寒之据乎？继也痫作之先，则必手足挛，岂非血液虚少之据乎？《大奇论》曰：肝脉小急，痫瘛筋挛[1]。又岂非此痫症之脉象与（用于此同"欤"，为语气助词，在此表疑问语气）？厥阴篇当归四逆汤之脉象，当归四逆汤之用意，与余治此痫症之用意，以及当归四逆汤兼治阴股痛、手足挛三者互同之据乎？见症虽同，病源不同，用方不必从同。见症虽异，病源不异，用方不必立异。余于此道，行之二十年，区区所得，亦以此耳（手抄本无"又岂非此痫症之脉象"至"亦以此耳"这一大段内容，却有"《皮部论》曰：寒多则筋挛骨痛[2]。余用当归四逆汤，治此拘挛者，盖取法乎是也"这29字）。

## 【引经校注】

〔1〕《素问·大奇论》曰："肝脉小急，痫瘛筋挛。"注释：肝藏血主养筋。脉小为血虚，脉急为有寒。寒滞肝脉，筋脉不利则筋挛。血不养心则痫瘛。

〔2〕《素问·皮部论》之引文无误。其前后文曰："是故百病之始生也，必先于皮毛……其留于筋骨之间，寒多则筋挛骨痛，热多则……"

【读案心得】　本案患者为少年，其病因为"初因涉水"，水寒之气伤身，寒凝则痛，故"病阴股痛，渐见手足挛急"，此寒性收引之症也。治不得法，久遂如"痫病"之发作，但据"其脉细微欲绝"与其"阴股痛"为肝经虚寒之病，治用"当归四逆汤数剂，不惟痫已，而挛亦愈"。需要明确：患者"抽搐卒倒，不省人事……"等发作特点，类似"痫病（俗称羊癫风）"，但又不像典型的痫病发作，究属何病，尚待研究。

手足厥寒，脉细欲绝者，当归四逆汤主之。（351）

方药用法：当归三两，桂枝三两（去皮），芍药三两，细辛三两，甘草二两（炙），通草二两，大枣二十五枚（擘，一法十二枚）。上七味，以水八升，煮取三升，去滓，温服一升，日三服。

# 借当归四逆汤治拘挛证论

（手抄本"目录"有此题目，但内文无此题目及具体内容）

王崧生，体素强壮，独腰以下恶寒殊甚，防护偶疏，则拘挛而痛，屈不能伸，居恒重裹，虽盛暑绵袴（kù 裤：便于跨马骑背的腿衣）不离，冀免拘挛，而拘挛终不免也。余诊之脉小而急，治以当归四逆汤，数服而愈。

论曰：当归四逆汤之方意，原系补中散寒和血通经者也。肝主筋而又主血，脉小为虚而急为寒，血虚乃中焦液少，不能奉心化赤，则筋脉失养，有寒必经络凝泣，遂为缩踡不通，则手足拘挛，故用桂枝汤则中可补，用细辛则寒可散，用当归则血可养，用木通则经可通。《邪气脏腑病形》论曰：肝脉微涩为瘈挛脏筋痹[1]。《厥论》曰：脉小急痫瘛筋挛[2]。《大奇论》曰：肝脉小急痫瘛筋挛[3]。《皮部论》曰：寒多则筋挛骨痛[4]。余用当归四逆汤，治此拘挛者，盖取法乎是也。

【引经校注】

〔1〕《灵枢·邪气脏腑病形》曰："肝脉……微涩为瘈挛筋痹。"瘈与瘛于此同音（chì 赤）同义，即手脚痉挛。

〔2〕《素问·厥论》查阅无"脉小急痫瘛筋挛"一句。

〔3〕《素问·大奇论》之引文无误。

〔4〕《素问·皮部论》之引文无误。

**【读案心得】** 本案患者"体素强壮,独腰以下恶寒殊甚,防护偶疏,则拘挛而痛,屈不能伸",较常人衣着"重裹",虽盛夏下肢穿着仍多。张氏"诊之脉小而急",小者细也,急者紧也。其"论曰……脉小为虚而急为寒,血虚……则筋脉失养,有寒必经络凝泣"。故症见腰以下"恶寒殊甚",甚则"拘挛而痛",常年喜衣被也。如此病因病机,《黄帝内经》多篇论之,仲景书亦有专论,于《金匮要略》第一篇第 13 条曰:"阴病十八……拘急。……浊邪(指水湿之邪)……湿伤于下(指下部)……寒令脉急……"水湿之邪,皆阴寒邪气之类也。治用当归四逆汤,以当归、桂枝、芍药养血温经;细辛、通草温通散寒;甘草、大枣之甘味补中,以滋养化血之源;芍药与甘草相配为治"脚挛急",缓解诸痛之圣方。诸药合用为方,温补血气之虚以治本,驱散阴寒之邪以治标,方证相对,故"数服而愈"。

# 借当归四逆汤治腰痛证论

戊申余游宽甸,馆(名词用作动词:住在)于逆旅(即客舍;旅馆),旅主人王某,昼夜呻吟,问之,王答曰:患腰痛也,已数年矣,秋冬为甚,春夏稍减,此时节交白露,故疾作矣。余为诊之,脉弦紧微涩,以当归四逆汤治之而愈。嗣后,凡患腰痛者,王授以此方悉获愈。独其戚腰痛,治不能痊,王复就问,余曰:斯邑也,环衢(qú 渠:四通八达的大路)皆山,盛夏不暑,故患腰痛者独多,皆因寒故耳。因同则验,因异则否,幸("幸"字在此释义为"希望")勿执一以绳之。

论曰：余以当归四逆汤主治此症，断为肝病者，乃从发病时节及脉象弦紧微涩两点所（手抄本作"而"）勘出者也。盖秋属金，肝属木，肝病至秋，金木相牾（wǔ 五：违背，不顺从），节交白露，痛因大作，以时推之，可断为肝病而腰痛也。《脏气发（原文篇名应为"法"字）时论》曰：病在肝，愈于夏，夏不愈，甚于秋[1]。《宝命全形论》篇曰：木得金而伐[2]，是其证也。弦为肝脉，紧为有寒，肝脉有寒（手抄本无"肝脉有寒"四字），化从中见，腰因以病；微为气虚，涩为脉阻，气虚脉阻，营卫不和，痛如是作。以脉证之，又可断为肝病而腰痛也。《刺腰痛》篇曰：厥阴之脉，令人腰痛，腰中如张弓弩弦[3]。《厥论》曰：厥阴厥逆，挛腰痛[4]。《经脉》篇曰：肝足厥阴之脉，是动则病腰痛不可以俛（音义同"俯"）仰[5]，是其证也。据此两点，而用温经宣阳之当归四逆汤治之，厥病自瘳。

## 【引经校注】

〔1〕《素问·脏气法时论》之引文无误。本篇指出人体五脏之气的生理活动与发病时的变化和治疗，均与四时五行有着密切关系。

〔2〕《素问·宝命全形论》之引文无误。本篇指出"人以天地之气生，四时之法成"，欲保命全形，必须适应天地四时的阴阳变化，并论述五行生克关系的重要意义等。

〔3〕《素问·刺腰痛》之引文无误。本篇具体论述了足三阴、足三阳、奇经八脉病变发生腰痛的不同兼症及循经取穴的针刺方法等。

〔4〕《素问·厥论》之引文无误。本篇重点论述寒厥、热厥的病因及病机，六经厥证及十二经厥逆的症状与治疗方法。

〔5〕《灵枢·经脉》曰："肝足厥阴之脉……是动则病腰痛不可以俯仰……"本篇主要论述了十二经脉、十五络脉的名称、起止点、循行路线、发病见证及治疗原则等。

**【读案心得】** 本案腰痛,张氏因时、因地、因脉而论,诊为厥阴寒凝所致,可谓独到之见解。因时者,病甚于秋,秋属金令,肝属木,至金之时,必有伐木之弊,故肝病不愈,"秋冬为甚",此因金克木也;因地者,其邑环周皆山,虽"盛夏不暑",可见寒湿偏重,此地气使然也;因脉者,弦为肝脉,紧为寒象,微主阳气虚弱,涩主血脉阻滞。细思之,其"弦紧微涩"必有三部九候之分。不然,"弦紧"与"微涩"为相反不同之脉象,岂能同"一部"与"一候"之脉兼见呢?《灵枢·经脉》云:"肝足厥阴之脉……是动则病腰痛不可以俯仰。"今阳虚寒凝,血滞于肝脉,故病发腰痛。当归四逆汤为治疗厥阴寒凝之主方,具有养血通脉、温经散寒之功。本案腰痛虽与《伤寒论》之当归四逆汤证之主脉主症相异,但病机相似,借用治之,故服之愈。

# 借当归四逆汤治横痃证论

豫(为河南省的简称)绅贺霁云,与余素不相识,以邵芷湘之介绍,遂常往还,有日为其仆问治横痃之方。余按唐容川用龙胆泻肝汤加减法应之,服之罔效;贺复来问,余又按外科成法应之,服之仍罔效。仆疑问方,容(容字有多种释义,用于此为"或许,也许")有未确,亲诣(亲自前往)乞诊,自言核如故,痛牵足股。余诊之,脉微细欲绝,固知苦寒非其所宜,唯按外科诸书,又无用辛热治横痃之法,踌躇至再,方莫能定,忽忆许叔微有能医伤寒,即能医痘疹,能医痘疹,即能医痈毒之论,遂悟伤寒厥阴之当归四逆汤能治之,服三剂愈。

论曰:梅毒多属于热,而治以当归四逆汤者,亦以天之气化有六,人之气化(手抄本无"化"字)亦有六,譬如天之气化,虽为阳热,如感吾身之水湿,则为水湿之证(手抄本作"症");如感吾身中之燥热,则为燥热之证;如感吾身之阴寒,则为阴寒之证(手抄本作

"症");如感吾身之阳热,则为阳热之证(手抄本作"症")。其他五气,以此类推。梅毒虽多属热,然以感人身气化不同,有时亦可变为寒。此症(手抄本作"证")于股间结核而外,尚有脉细欲绝,足股急痛,皆寒之象,治以当归四逆汤,以散肝经之寒,而行筋血之滞,则结自解,毒自消矣。

【读案心得】"横痃",指梅毒发于腹股沟者,即各种性病导致的腹股沟淋巴结肿大。横痃之病名见于《外科正宗》,曰:"近之生于小腹之下,阴毛之旁结肿,名曰横痃,又名外疝是也。"本案之治,初服前后两方,是主人(贺霁云)为"仆问治横痃之方",服之皆罔效。患者亲临面诊,平脉辨证,思考良久,忆及南宋医学家许叔微(研究和活用《伤寒论》之大家、经方派创始人之一)活用之论,遂悟"能治"之方为当归四逆汤,只"服三剂愈"。这令笔者想起《黄帝内经》之言:"今夫五脏之有疾也,譬犹刺也,犹污也,犹结也,犹闭也。刺虽久,犹可拔也;污虽久,犹可雪也;结虽久,犹可解也;闭虽久,犹可决也;或言久疾之不可取者,非其说也(此主谓倒装句,即其说非也),……言不可治者,未得其术也。"(《灵枢•九针十二原》)张氏"论曰……"使笔者领悟,中医学"气化理论",即天之"六淫"感人,必随"人身(体质)气化不同"而不同,洞察其不同脉证而处方,才能取效。即谨遵医圣之教导:"观其脉证,知犯何逆,随证治之。"(《伤寒论》第 16 条)如此才能面对各种病情而立于不败之地。若只凭既往经验,或书本理论去处方,则或效或不效也。

# 借当归四逆汤治疝病证论

鲁人高日升(手抄本"日升"两字作"昇"。昇字音义同"升"),佣书某局,素有疝病,年数发,发则少腹剧痛,小便不利,囊冷结坚如石，阴茎不举，睾丸偶触，痛极难忍，久治不除，亦遂不治。值又将发，心甚（手抄本作"其"）悸之，局中同寮（liáo 僚：指小屋。古同"僚"）促诣余诊，脉象微而紧，以当归四逆汤主之。高执方至药肆购之，因方内细辛分量过多，不肯售，复来相问，余以少见多怪叱（chì 斥：指大声呵斥）之，嘱易肆购服，连服数剂，后遂不发。

论曰：《内经》所载疝病，几徧（为"遍"之异体字。手抄本"徧"作"偏"，抄写之误）五脏六腑皆能患之。此症独认为肝寒之疝，借用当归四逆汤主治者，亦因所见诸证与《内经》诸篇所言肝寒之疝正相同耳。试将两者对勘以（手抄本"以"作"而"）分言之，此症少腹剧痛，小便不利者，岂非《长刺节论》所谓：病在少腹，腹痛不得大小便，病名曰疝，得之寒，刺少腹两股间，刺腰髁骨间，刺而多之，尽炅（jiǒng 迥：火光，日光，明亮。在此应理解为热的感觉）病已[1]者乎？囊冷结坚如石，阴茎不举，睾丸偶触则痛极难忍者，岂非《经脉》篇所谓：肝者筋之合也，筋者聚于阴气，而脉络于舌本，故脉弗荣则筋急，筋急则引舌与卵，故唇青舌卷卵缩[2]及足厥阴之别，名曰蠡（lí 离：瓠瓢也）沟，其别者经胫上睾，结于茎，其病气逆则睾肿卒疝[2]。《脉解》篇曰：厥阴所谓癀疝，妇人少腹肿者，厥阴者辰也，三月阳中之阴，邪在中，故为癀疝少腹肿也[3]。《五味论》曰：阴者，积筋之所终者乎[4]？脉象微细而紧者，岂非《大奇论》所谓三阴急为疝[5]，《举痛论》所谓寒气客于厥阴之脉者，络阴器系于肝，寒气客于脉（手抄本"脉"作"肝"，有误）中，则血涩脉急，故胁肋与少腹相引痛者乎[6]？盖疝病之起，多属肝经受寒。邪客于经，犯及少腹，阳气乃虚，阴血乃泣，经络不通，疼痛（手抄本作"痛疼"）遂作。当归四逆汤者，乃通经散寒之剂也，以主此疝（手抄本作"以此主疝"），最为肳（古同"吻"）合。

## 【引经校注】

〔1〕《素问·长刺节论》之引文无误。

〔2〕《灵枢·经脉》曰:"足厥阴气绝,则筋绝,厥阴者肝之脉也,肝者筋之合也,筋者聚于阴气,而脉络于舌本也,故脉弗荣则筋急,筋急则引舌与卵,故唇青舌卷卵缩则筋先死……足厥阴之别,名曰蠡沟,去内踝五寸,别走少阳;其别者,径胫上睾,结于茎。其病气逆则睾肿卒疝……"

〔3〕《素问·脉解》曰:"厥阴所谓癩(tuí 颓)疝(属于疝气的一种,主要症状是:阴囊肿大,或有疼痛,或兼少腹痛),妇人少腹肿者,厥阴者辰也,三月阳中之阴(厥阴属木,三月草木萌发,阳气初生而阳中有阴,故厥阴应于三月。三月月建在辰,故云'厥阴者辰也'),邪在中,故曰癩疝、少腹肿也(肝足厥阴之脉,循股阴,入毛中,环阴器,抵少腹,今三月阳中有阴,阴气循肝经而病,故出现男子癩疝,或妇人少腹肿的症状)。"

〔4〕《灵枢·五味论》曰:"阴者,积筋之所终也……"注释:阴,指前阴而言;积筋,即诸筋或宗筋。人的前阴,就是人身诸筋终聚之处。如《太素》卷二调食注:"人阴器,一身诸筋终聚之处。"《类经》十一卷第二注:"阴者,阴气也,积筋者,宗筋之所聚也。"

〔5〕《素问·大奇论》之引文无误。其前文曰:"肾脉大急沉,肝脉大急沉,皆为疝(王冰注:'疝者,寒气结聚之所为也。'夫脉沉为实,脉急为痛,气实寒薄聚,故为绞痛为疝。《类经》六卷第二十四注:'疝病乃寒挟肝邪之症,或结于少腹,或结于睾丸,或结于睾丸之左右上下,而筋急绞痛,脉必急搏者,多以寒邪结聚阴分,而挟风木之气也')。心脉搏滑急为心疝(《类经》:'病疝而心脉搏滑急者,寒挟肝邪乘心也'),肺脉沉搏为肺疝(《类经》:'肺脉沉搏者,寒挟肝邪乘肺也')。三阳急为瘕,三阴急为疝(三阳即太阳,三阴即太阴。王冰注:'太阳受寒,血凝为瘕。太阴受寒,气聚为疝。'马蒔注:'瘕者,假也,块似有形,而隐见不常,故曰瘕')。"

〔6〕《素问·举痛论》曰:"寒气客于厥阴之脉,厥阴之脉者,络阴器

系于肝，寒气客于脉中，则血泣脉急，故胁肋与少腹相引痛矣。"

**【读案心得】** 本案所患"疝病"之"疝"为何？一言以蔽之："疝者，痛也。"（《诸病源候论·疝病诸候》）故张氏"论曰：《内经》所载疝病，几遍五脏六腑皆能患之"。本案患者"素有疝病，年数发，发则少腹剧痛，小便不利，囊冷结坚如石，阴茎不举，睾丸偶触，痛极难忍"。如上发病表现、发病病位、发病成因及发病脉象等，张氏引据《黄帝内经》之"六篇"相关内容，可知先圣早有成文论述。而"医经"家所缺者，治病之良方也。古之圣人，术有专攻，治病之良方，"经方"家发明创始之。如何发挥运用，全在后贤临证之时神明善变、活学活用也。张氏可谓善用经方之贤者，他对如此"久治不除，亦遂不治"之疝病痼疾，凭"脉象微而紧，以当归四逆汤主之……连服数剂，后遂不发"。如此神奇功效，非潜心经典，熟谙《黄帝内经》，精通而善用经方者，不可为也。

所可叹者，患者"执方至药肆购之，因方内细辛分量过多，不肯售"！如此短见，积习已久，古自有之，沿袭至今。笔者曾撰写"细辛用量考究"一文（载于《伤寒杂病论研究大成·伤寒论研究大成》第 40 条"大论心悟"），摘要如下："细辛不过钱"的说法，始于宋代陈承撰写的《本草别说》，原书已佚失。《本草纲目》记载说，"承曰：细辛……若单用末，不可过一钱，多则气闷塞不通者死，虽死无伤。"这就明确规定，细辛不过钱是指"单用末"，即单味用，作散剂服。若用于汤剂加入复方，则另当别论。仲景书用细辛的方子共 19 首，有汤、丸、散三种剂型。仅以汤剂小青龙汤为例，该方用"细辛三两"。古今剂量折合的考究结果悬殊，有二分之一、三分之一、五分之一、十分之一等不同见解，以最小的十分之一的折合量，经方汤剂用细辛三两，当今可用三钱（约 10g）。当归四逆汤方中用细辛三两，药肆说张氏所用"方内细辛分量过多，不肯售"，用了多大的剂量？没有说明，但可以肯定的是超过一钱了。笔者以经方治病，方中有细辛的汤剂，其用量至三钱（10g），水煎开锅后再煮 30 分钟或以上，分日三次温服，从未出现过中毒之不良反应。用之得当，可取良效。细辛之气味辛辣稍麻，难闻难咽，告之患者，"苦口是良药"也。

# 借当归四逆汤治股痛证论

　　吕镜寰，交河县人，乃北京高等师范附属小学之教员也。患股痛，时发时辍，数年不愈，久乃大剧，授课伫立（长时间地站着），痛不能耐。思辞去以资养息，其友杨介卿，闻而止之，嘱延余治，余诊之脉弦而细，以当归四逆汤治之，才服三剂痛止，十剂愈。

　　论曰，《举痛论》曰：厥气客于阴股，寒气上及少腹，血涩在下相引，故腹痛引阴股[1]。此症（手抄本作"证"）虽未及于腹，而足痛则不能久立，肝足厥阴之脉，上腘内廉，循阴股，入毛中，是阴股疼痛，乃足厥阴肝经病也。故以《伤寒》厥阴篇之当归四逆汤，治其肝经。弦为肝脉，细为血虚，是脉象弦细乃肝经血虚也，故以治脉细欲绝之当归四逆汤补其肝血；痛则为寒，故以细辛散其寒邪；通则不痛，故以木通通其血涩，况《举痛论》明言痛引阴股，厥气所成。而当归四逆汤在《伤寒论》中，原治手足厥寒者，借治此症，不尤为的证之方耶？余尝以当归四逆汤一方历治疝、癫、拘挛、腰痛、股痛之不同，考其病原（手抄本作"源"），则皆肝寒血虚之为病，故可以同一之（手抄本"之"作"方"）药方，而统治不同之病症也。

## 【引经校注】

　　〔1〕《素问·举痛论》之引文"血涩"因为"血泣"，其他无误。

　　**【读案心得】**　本案患者为小学教员患股痛，其病因："授课伫立"，且需行走，此《黄帝内经》所谓"久立伤骨，久行伤筋"（《素问·宣明五气》）。若年长体衰，势必血气不足。正气不足，外邪则易乘虚侵之。其股痛特点：初起"时发时辍，数年不愈，久乃大剧，授课伫立，痛不能耐"。其脉象："弦而细"，"弦为肝脉，细为血虚，是脉象弦细乃肝经血虚也"。其病位：阴股之痛，此足厥阴肝之经脉循行的路线，故曰此乃"足厥阴肝经病也"。其处方：以当归四逆汤治之，"补其肝血……散其寒邪……通其血涩"。其疗效："才服三剂痛止，十剂愈。"综上所述可知，凡病之识病辨证论治，一般应该遵循如上思路与方法，即求其病因、抓其特点、辨其脉象、明其病位，最后确立方药。处方用药得当，必有良效。本案于"论曰"之最后总结说："以当归四逆汤一方历治疝、痛、拘挛、腰痛、股痛之不同，考其病原，则皆肝寒血虚之为病，故可以同一之药方，而统治不同之病症也。"这是对异病同治之法则的最好诠释。

综合张有章氏全部医案之特点，特别重视平（平者，辨也。此释源于周学海《重订诊家直诀》相关论述）脉辨证，此师承《内》《难》与仲圣之书也。其叙述证候、分析病机（包括病因、病性、病位，常引述《黄帝内经》）不厌其详，而所处方药却往往简略（只论主方，不论方药用量、用法等）。这就考验读者习用经方的功夫了。

附 文

# 张有章生平、著作及其学术思想研究

　　笔者在搬家整理几十年的藏书时，发现一个袋子里装着两本宣纸线装手抄本，名曰《伤寒借治论》，细心翻阅，用清秀的蝇头毛笔抄写，内容是以《伤寒论》之方治各科杂病，颇有价值。经过查阅，本书作者为民国时期医家张有章，其《伤寒借治论》目前尚未出版，只有民国时期石印本的珍本收藏于北京中医药大学等老牌中医院校的图书馆古籍室中。有鉴于此，有必要将其公开出版发行，使尘封的"真金"重放光辉，以弘扬经方，惠及众生。

　　目前对张有章的研究很少，可见其知名度不高，但为其《伤寒借治论》撰写序文的尹桐阳（1882—1950 年，字侯青，湖南常宁人，为"湖湘文化名人"，汉学大师章太炎对他很赏识。尹氏对先秦诸子及《六书》有深刻的研究及著述）、贺培桐（1876—1936 年，字湘南，河北省枣强县人，是"一位杰出的近代名人"，有"文武双全"之美誉，名满京津，被评价为"近代伟大的爱国者，著名政治家、军事家、民主革命家"。为清末进士）皆为近代名人。且张有章从故土湖北被邀请进京在"京师融会中西医学讲习所"讲授《伤寒论》，可知张氏为当时中医界名人。笔者几十年研究仲景医学，在查阅的文献中，从无张有章之事迹。带着问题上网搜索，仅查到郭华、杨秀敏等相关论文 4 篇[1,2,3,4]，其中杨秀敏硕士（导师郭华教授）学位论文颇有参考价值。参考之，结合笔者对张有章原著的研究，将其生平、著作及其学术思想特色简述如下。

## 一、张有章生平考究

　　**1. 张有章生卒年代求证**　　张有章，字文希，其生卒年月未有明确记载。张氏著的《伤寒借治论》有自序，写于"民国十六年岁次丁卯夏至日"，即 1927 年夏至日。序中这样说："余习医已历二十年，活人不下万计。"其书中"借理中汤治遗精证论"一文，为"戊申"年治之，戊申年为 1908 年，此年限距离"自序"时间为 19 年。书中"借小柴胡汤治偏头痛证论"一文，为"己未"年，己未为 1919 年，此年限距离"自序"时间仅 8 年。书中"借小青龙汤治疹证论"一文论曰："余少时见有患疹者，其家人辄惊惶失措，意其必为重症也。及粗知医，时有此症乞治于余，窃思疹病在外未入于里之候，惟取汗解表，最为合法。因无前例，未敢一试，每以不敏谢之，迨后读高士宗《医学真传》……"高士宗（名世栻）

《医学真传》首刊于清康熙三十八年(1699年),后乾隆年间钱江王琦汇刻于《医林指月》丛书之中,乾隆三十三年(1768年)有宝笏楼刊本,光绪二十二年丙申(1896年)有上海图书集成印书局铅印本。若从"余少时……读高士宗《医学真传》"之最晚版本,则张有章的出生年代可大略估计。前述为张氏《伤寒借治论》撰写序文的尹桐阳、贺培桐,生卒年代可考。一般常理,作序应请德高望重的长辈或同辈佼佼者,则张氏生卒年代与其二人相近或较晚。总之张有章生卒年代有待考证。

**2. 张有章籍贯与经历求证** 《伤寒借治论》自序署名为广济张有章,可知张氏为湖北广济人,即现在的武穴市人,《伤寒借治论》书中亦有"辛酉岁暮,以友约回鄂"的记载。书中还载:"郧西朱韵生,与余同官辽阳,余为医院医官,朱为地方检察长。"可知当时张氏在辽阳的工作为医官。书中还有许多病案都是张氏奉职出差时遇见的患者而诊治的。例如,"借桂枝加附子汤治少腹痛证论"中说:"戊申奉委以征葰(同'参')税赴石柱,甫抵旅店,日薄暮,歇未定,微闻有人呻痛,声惨,询之旅店,知为东邻郝寿五之妻,患少腹痛也。"由此可知,张氏做医官之外,还做过税官。尹桐阳在《伤寒借治论》叙中说:"广济张君文希,由儒而治医……桐阳前宦游鄂渚(世称鄂州为"鄂渚")十历星霜,曾耳其精医之名。"可知张有章早年在鄂州时就已经有精于医之盛名。于"借小柴胡汤治偏头痛证论"中描述"己未由奉抵京,寓城东北隅之梯子胡同,与易浚家先生比邻而居",可知1919年张氏奉职来到北京工作,在"京师融会中西医学讲习所"主讲《伤寒论》。

**3. 张有章生活的时代背景对其学术思想的影响** 张有章生活的年代处于晚清与民国时期。19世纪40年代,中国的封建制度已经进入衰落时期,晚清政府的腐败无能,导致国力日益衰弱。西方资本主义国家,相继进入帝国主义阶段,中国成为殖民者的侵略对象。近代史上中国人民反帝反封建的斗争风起云涌。1911年孙中山领导的辛亥革命,推翻了清王朝的统治,建立了中华民国政府,结束了封建君主专制制度。近代中国社会发生着急剧的变化,西方文化在中华大地的广泛传播,冲击着封建思想体系,因而形成了新旧并存、中西混杂的态势,出现了"旧学"与"新学","中学"与"西学"之争。

在中华人民共和国成立以前的近百年里,中医学在极其困难的条件下生存与发展,出现了一批著名的医学家和各具特色的专著。近代西医学传入以后,医家们试图把中医与西医加以汇通,从理论到临床,从药物到处方都提出了一些汇通中西医学的见解，形成了中西汇通的思潮和学派。民国政府的某些政客歧视中医，甚至制定消灭中医政策，激起中医药界的坚决反抗，但中医药学在当时还是受到严重摧残。当时的中医界有识之士，兴办中医学校，出版中医药期刊。"京师融会中西医学讲习所"就是受到当时背景的影响而开办的。张有章的学术思想深受其生活的时代背景，即西医东渐、中西汇通的影响，这种影响在其《伤寒论讲义》中尤其凸现。

### 二、张有章主要著作简介

查阅各种资料及文献，有关张有章的记载甚少，现存书籍中迄今仅有《伤寒借治论》《伤寒论讲义》。张氏在《伤寒借治论》凡例中说："就余平生曾借用《伤寒论》中诸方治病获痊者，录以成书，定名曰《伤寒借治论》，盖纪其实也。其有借用《金匮》之方而愈者，俟有暇时再行录出，另为一编名曰《金匮借治论》。"然迄今为止还未发现《金匮借治论》。在石印本《伤寒借治论》书后，附有《安隐精舍丛书》目录。此书是张有章与其子张书勋所著书目的汇集，计有《灵枢经讲义》《素问讲义》《伤寒论讲义》《金匮要略讲义》《张仲景方证通诠》《陈延之小品方注》《医经释例》《周秦两汉经传医说辑注》《伤寒借治论》《唯识诠医篇》《读唯识杂记》《安隐精舍文集》等，共 12 种。其中《伤寒借治论》《伤寒论讲义》《金匮要略讲义》《陈延之小品方注》4 种，为张有章所著，这在李经纬《中医人物词典》[5] 中有提及，其余 8 种为其子张书勋著述。从上述著作目录可知，张有章中医理论功底深厚，对仲景书与《黄帝内经》等有深入研究。但其著作目前仅存可见的只有《伤寒借治论》与《伤寒论讲义》2 种，简介如下。

**1.《伤寒借治论》内容简介**  《伤寒借治论》在民国十六年（1927 年）首次发行，发行者是京师融会中西医学讲习所，发售处在北京、天津、上海、武昌各大书坊。当时售价大洋贰元，现北京中医药大学图书馆古籍室有存本。此书为石印本，分上下两卷。内容结构为《伤寒借治论》自序、尹桐阳叙、贺培桐序、凡例、目录，随后是主体内容病案之上下卷。全书近四万字，记载 13 首经方所治的 50 例验案。

张氏习医几十年，亲自诊治过的患者难以计数。其利用闲暇之余，就平时采用经方治疗的病例，凡属借用《伤寒论》原方获效者详细记录，并详加分析，命名曰《伤寒借治论》，本书医案选录的旨意，在自序中明曰有四："一曰，宁慎毋妄之意也。……二曰，用简御繁之术也。……三曰，以还古人之旧也。……

四曰，以矫今医之陋也。……"四者之详见"自序"原文。

《伤寒借治论》写作特点有三：①医案内容完善。《伤寒借治论》中病案记录患者一般情况，包括时间、地点、职务、治疗经过等，脉因证治俱全，病案完整。②医案各科病症俱全。本书所选案例，仅以借用伤寒之方而疗效不俗者汇集而成。以内科病为多，并有外、妇、儿、眼、牙、耳、喉各科案例。所选医案，于《伤寒借治论·凡例》中明确说："凡用时方而愈者不录；用伤寒方悉如原证者不录；用伤寒一方同治一症虽痊数人，只录其一；又伤寒方前人已言能治某病仿用而验者，亦不录。"故医案读之令人有新奇之感。③医案分析求本《黄帝内经》。本书最大的突出特点是，对医案证候与理法的分析悉引录《黄帝内经》原文，详加阐述。故《凡例》中说："兹论所载每方之中，案以叙述其证候，论以发明其意旨。"如上以"经"释"案"，探微索隐，求本古圣原文之原义，返璞归真的治学思路，足供今人学习与反思。

**2.《伤寒论讲义》内容简介**　张有章《伤寒论讲义》共四卷，现存于中国中医科学院图书馆古籍室。该书大概 30 万字，为石印本，是张有章讲授，其子张书勋笔录。书中按太阳、阳明、少阳、太阴、少阴、厥阴六经顺序编写，每经病卷头开始是总论，然后引用张仲景原文，再根据条文进行分析与讲解，讲授过程中除了对伤寒注家所论有所评价外，其突出的讲解思路有二：一是借助西医的生理、病理相关知识，以解释伤寒条文。这充分体现了张氏的中西汇通思想，但难免牵强附会，淡化了中医学术特色。二是引录《黄帝内经》相关原文，以解释《伤寒论》原文。如上以经解论的传统思路，是中医传承精华，以求创新的正确途径，而其中西汇通内容却有待商榷。举例如下：

《伤寒论讲义》在讲解太阳病篇第一条（提纲脉证）说："太阳之为病也，病在外之肤表，故其脉浮也。凡物质热则膨胀，冷则收缩，此物理学之定例。太阳之病，肤表发热，血管膨胀，故其脉浮。病所循之经脉，故其头项强痛。《经脉》篇曰：膀胱足太阳之脉，其直者从巅直络脑，还出别下项，是动则病头痛、项似拔（《灵枢·经脉》曰：'膀胱足太阳之脉……其直者，从巅入络脑，还出别下项……是动则病冲头痛，目似脱，项如拔，脊痛，腰似折……'），是也。所谓膀胱足太阳之脉，其直者从巅直络脑，还出别下项者，即西医生理学大小脑延髓所在之部位也。……"在讲解《伤寒论·辨太阳病脉证并治》篇第 12 条桂枝汤之功效时说："夫桂枝汤之用，原为调和营卫发散风邪之剂，而桂枝汤之方内，仅桂枝、芍药乃治营卫，余之炙甘草、生姜、大枣三味，咸为补脾胃之品，其故何也？西医谓消化时，得自食物之滋养物质，从小肠壁淋巴毛细管吸收，谓乳糜管吸收。人之饮食入于胃中，渐就融解传小肠间，毛细血管专营吸收，咸归静脉，会合于肺。《内经》所谓人受气于谷，谷入于胃，以传于肺，五脏六腑皆以受气。……"举一二而三四反之，张氏《伤寒论讲义》全书的讲解，大略皆如此也[6]。

近代以来，西方医学传入我国，其影响日益扩展，打破了中医"一统天下"的局面。20 世纪 30 年代，我国中医界提出"中医科学化"的口号，主张中医教材应贯通中西学说，认为这才是中医科学化的内容之一。张有章正是处在这一历史背景下编写了《伤寒论讲义》，他不满足于传统的整理古籍文献与临证相结合的教学方法，力图运用西医学知识讲解原文内容。如上这般，顺应了"时髦"而不成熟的东西，却淡化了对传统理论精华的阐发。审时度势，与时俱进是对的，但急于求新，随波逐流就不可取了。中西"汇通"不是"掺合"。这需要学贯古今，精通中西的医学家们逐步完善之。张有章《伤寒论讲义》的讲解，只是中西汇通的探索吧。

**3. 张有章鉴定的《唯识诠医篇》内容简介**　在石印本（竖排版）《伤寒借治论》之封面的左上角，有六个小号字："附唯识诠医篇"。乍一看，心生疑惑？但翻阅两个版本（石印本之电子版打印稿与手抄本的内文），明文"广济张有章文希鉴定，男书勋尹氏撰述"。且前述《安隐精舍丛书》目录 12 种之一明曰："《唯识诠医篇》张书勋撰，民国十六年初刊。"上述可知，《唯识诠医篇》为张书勋撰述无疑，"附"于《伤寒借治论》之后出版。《唯识诠医篇》全部字数，笔者估算之，大约 2 万字。将《唯识诠医篇》之篇名识、目录、全篇大义，分述如下。

（1）《唯识诠医篇》篇名识：该篇名之解释，主要在于明了"唯识"两字。唯识是一个梵语，即佛教语。其基本释义有二：①唯识为大乘佛教瑜伽行派的基本主张。认为外境只是心识所变现的，没有客观的对象和外境，只有心识。谓一切事物皆为人的耳、目、口、鼻、身、意、神识、灵性等八识所变现，没有心外之物。《楞严经》卷五："我以谛观十方唯识，识心圆明，入圆成实。"故曰"唯识无境""唯识所变"。②唯识为佛教典籍《二十唯识论》的略称。至于"诠医"就好理解了，诠者，说明、解释之义。诠释什么呢？从内文可知，即运用佛教语言，以解释中医理论之专篇。

（2）《唯识诠医篇》目录：目录首为"自序"，其"目录"之十三篇的篇名转录如下：大旨篇第一、阴阳篇第二、五行篇第三、六气会通篇第四、天人六气篇第

五、正邪篇第六、外感内伤篇第七、脏腑篇第八、先天后天篇第九、血气水火篇第十、心肾篇第十一、命门篇第十二、治理篇第十三。

（3）《唯识诠医篇》全篇大意：主要谈了三点，即家庭背景、学习经历、全篇大意。

家庭背景：张书勋父亲张有章是一位医学与佛学兼修的饱学之士，这已明了，不必多言；其母也是一位有学问的女士。《唯识诠医篇》自序之首说："光绪丙午（1906年），家大人（指家父）游沈，吾年方十二岁也。……先母航东考入奉天法政学校，课暇习闻庭训，始知国故，遂究心焉，朝夕讽诵。……先母疾，每于尝侍汤药之顷闻及。……先母又于去冬弃养（父母逝世之婉辞），言念及兹，殊足伤怀，幸赖佛力加祐。"以上引录可知，张书勋自幼受到家庭父母的训教，以及佛学先生的教育（自序中言及"初闻佛说，喜研之"，先后受到几位佛学先生教育的经历），对国故（我国固有的文化）与佛学都颇用心学习而打下基础。

学习经历：上面已粗略论及。具体学医经历，自序中说："先母疾……家大人谈及用药大意，因知中土医说最为高超，乃将家藏《内经》《伤寒》《金匮》、本草诸书潜心披护时与，家大人相问难，家大人意以可教，颇乐与谈，吾之于医稍有领会，实基于此。"以上谈论自己入门中医，潜心经典的经历。关于融会佛学与国医之著述经历，自序中说："先母又于去冬弃养……家大人体尚康泰，且能予应诊之暇，胪列生平经诊各证借用伤寒之方而验者，著成《伤寒借治论》，行将剞劂（juéjī决机：雕版刻书），以冀问世。吾于助理校勘之余，融会西土唯识与中土医说之精义，著有唯识诠医，以酬素愿。盖吾十余年以来随家大人习医之心得，咸见于此书。先师（于此是对已故老师的尊称）学佛之了悟，亦咸见于此书，今竟获成，殊堪自幸。"以上引录可总结三点：①张书勋随其父侍诊与"助理"撰写《伤寒借治论》的经历。于石印本与手抄本的《伤寒借治论》卷上之左有两句话："广济张有章文希著，男，书勋尹民参订。"由此亦可以推测，《伤寒借治论》手抄本，是否有可能出于张有章之亲笔，或出于其子张书勋之手抄写。②《唯识诠医篇》虽为"张书勋撰述"，实乃其父亲之精神、之指导、之"鉴定"也。③该书"唯识"佛学之学识，源于张克成先生之教授、"梁任公（梁启超，号任公，曾任京师图书馆馆长，张书勋在该馆'就职……八年'）先生……佛法……之书"也。

全篇大意：从《唯识诠医篇》之"大旨篇第一"，便可了解其全篇大意之主旨。故节录如下："瑜伽论三十八云，彼诸菩萨求正法时，当何所求？菩萨于此五种明处，若正勤求，则名勤求一切明处，如是一切明处，摄有五明处，一内明处，二因明处，三声明处，四医方明处，五工业明处。……菩萨发心，原求普利，维护正道，安立世间，兼习五明，缺一不备，是崇学佛法者，必须兼习医方，固为遵诸佛之说。……是研求医方，因而旁通佛法，尤足补医经之短，但是西土医明，失传已久，欲闻其详，盖不可考，兹以佛法中之唯识教义，诠解中土医说，事虽创闻，说实有本。……原夫中土医说，蔚为一家，起源于道家，发明于儒家，迄至近代，名医辈出，渐引佛说，参释医理，独是医理极高深。……是唯识大意，乃谓八识非一非异，彼此互通，故知唯识八识之互通，即可推知医经脏腑亦为互通，此义详见于治理篇。知医经脏腑之互通，更可证明唯识八识尤为互通。设以辛辣之品吹鼻少许，能通官窍，是鼻识通身识也；入舌逾量致出目泪，是舌识通眼识也；譬如周身毛孔，偶触风邪，则必鼻鸣，是又身识通鼻识也；又如听可乐之歌声，观极丽之非优，则解忧消愁，是眼耳两识通意识也。是以由知八识之互通，推知脏腑之互通，方于临病认证，庶免固执不通。……尤有进者，唯识以八识为非一非异，四分为非即非离，种子与现行互为因果，转识与赖耶互为因缘，圆融周遍，不落边际，唯识精义，无逾于斯。中土医说，如阴阳血气、五行、六气、五脏六腑、十二经，凡此等类，分合关联，咸可依此，以资例推，庶能运用神巧，不致固执不通矣，此其方便尤为显著者也。"笔者反复拜读之，若有领悟，几点心得如下：①佛学中有"医方明处"，乃"是崇学佛法者，必须兼习医方"，才能将善念落到实处，而有益众生。②"佛法中之唯识教义"，最切近"诠解中土医说"，即研求佛法，有益于学好中医。③张书勋说中医学"起源于道家，发明于儒家"，笔者理解，道法自然，文为基础，医为楼，再参悟"佛说"，有望弘扬医理。④"唯识大意"，可与中医之医经医理"互通"，互通之要，皆发明发现了"整体观念"，实例可说明之。

大旨篇之后，为阴阳、五行、六气会通、天人六气、正邪、外感内伤、脏腑、先天后天、血气水火、心肾、命门、治理等12篇，诸篇所论述的内容，皆为简述中医学相关论述与"唯识"相关内容，以类相从，试图融会二者之论，以"诠解中医"，可谓用心良苦！中医学与佛教是不同年代、不同地域、不同文化背景等诸多不同情况下发明的不同"国粹"，兼学互通，融会贯通，确可互通互鉴，互相启迪。但若牵强附会，难免曲解原旨，故难于融会者，不宜掺合也。笔者对中医研究有素，而对佛学只是略知皮毛，阅读《唯识诠医篇》，或懂或不懂，或似懂非懂，故不能诠释，只能谈点粗浅心得如上，难免有错，请明哲指正。有意深入研求者，自学之可也。

### 三、张有章学术思想特色研究述要

笔者反复阅读、精心解读张有章《伤寒借治论》，并阅读了张有章《伤寒论讲义》之部分原文，深入思考之，将学习心得，即张氏学术思想特点简要叙述如下。

**1. 张有章具有高尚的思想境界**　《伤寒借治论》自序之首曰："孔子言立人之道，首重仁义。释迦言六度之行，不出自利利他。是人生之大，不出修己利人两端而已。……"修己者，修炼仁义、善行之念；利人者，践行医者仁心仁术。张有章"修己利人"的崇高志向之行动，于《伤寒借治论》之医案中有充分体现。如"借四逆汤治目瞏失明证论"，其诊治过程，栩栩如生，感人至深，净化心灵。所治患者王某，家徒四壁，佣书谋生，饥寒交迫，穷困潦倒，食难饱腹，水泻颇久，伤阴损阳，清阳下脱，肾精不升，目睛失明矣。良医辨证虽准，方药虽精，但病者家贫，无资购药服之，奈何？良医之良者，不仅医术高明，并且医德高尚也。张氏二者兼备，亲自开方送药，"并为接济日用……接济月余，至痊而止"。如此善举，堪称楷模！此中医优良之传统也。究其善根神术，其"论曰"最后已言明，即源于孔孟之道，源于佛教之经也。

**2. 张有章对儒、释、《易》具有深入的研究**　其《伤寒借治论》自序，以《易经》八卦、造字"六书"，比拟学中医、识医方，深知"用简御繁之术"，提纲挈领之道。张氏在"借四逆汤治目瞏失明证论"之"论"，即该医案分析中感叹说："……此医术之所以难精，医道之所以为神也。故必深明孟子所谓圣之时，《般若经》所谓应无所住而生其心之旨（原文注释详见该案），始可为医。"以上举例可知，张有章对儒、释、《易》研究不素也。

**3. 张有章对中医经典具有深厚的根基**　张有章《伤寒借治论》以 13 个经方治疗的 50 个医案，每个医案都价值不俗，细心读之，颇受启迪。张氏应邀从湖北广济赴"京师融会中西医学讲习所"主讲《伤寒论》，这可以肯定他在运用经方、解释《伤寒》上颇有造诣。不仅如上，《伤寒借治论》之绝大多数医案的分析，都是引录《黄帝内经》相关篇章的许多原文而详加解析，足见张氏对《黄帝内经》的研究具有深厚的功底。

**4. 张有章对中西汇通具有系统的探索**　张有章生逢世界大变革时期。晚清政府的腐败无能，西方列强乘虚而入，肆无忌惮地闯入我中华大地，深刻影响着中华文明的方方面面。诸如西方医学的输入，打破了几千年中医"一统天下"的传统局面。中医界有识之士，面对新奇的西医学，思考着中医的生存与变革，有的提出了"中医科学化"，形成了"中西汇通"的思潮与学派。张有章可谓中西汇通者之一。从张氏之著述可知，他对中华传统文化、中医经典著作及各家学说都有深入研究。因此，张有章既是一名"守本"的中医学家，又是一名"求新"的学者，是一名"衷中参西"的探索者。张有章所处的时代，西医学尚不成熟，那时的西医与当今不可同日而语，因此张氏的中西汇通难免牵强附会。我辈作为新时代的中医人，如何在"衷中参西"上有所作为，这需要在理论研究与临床工作中深思熟虑，独立思考。笔者以为把握的原则是：既要传承中医的精华与特色而固本，又要吸收西医学与现代科学的成果而为我所用。"路漫漫其修远兮，吾将上下而求索"，为了人类的健康事业不懈努力，这是有志于弘扬中医、倡导中西汇通者的奋斗方向。

关于《伤寒借治论》医案之诸多特点，后续以专文探讨。

主要参考文献：

〔1〕杨秀敏. 张有章伤寒学术思想研究 [D]. 北京：北京中医药大学，2012.

〔2〕郭华，聂惠民. 张有章扩大经方应用经验举隅 [J]. 中国中医基础医学杂志，2010，16（7）：589＋591.

〔3〕杨秀敏，秦迪，赵玉兰. 浅析张有章《伤寒借治论》[J]. 吉林中医药，2011，31（8）：812-813.

〔4〕郭华，杨秀敏. 张有章与《伤寒借治论》[C]// 全国第二十次仲景学说学术年会论文集. 北京：中华中医药学会仲景学说分会，2012：192-194.（该文与上述三文相似）

〔5〕李经纬. 中医人物词典 [M]. 上海：上海辞书出版社，1988.

〔6〕张有章. 伤寒论讲义 [M]. 北京：京师融会中西医学讲习所（石印本）.

# 张有章《伤寒借治论》之医案特点述要

从笔者掌握的张有章之生平、著作，深入研究后可知，张氏是一位儒、释、《易经》兼通，注重中医与西医汇通，潜心研究《黄帝内经》与仲景之书而造诣颇深，且落实于临证的中医学大家。张氏将儒、释、《易经》融合于医道的研究成果，于《伤寒借治论》，即经方医案专辑中有充分体现。那么，其经方医案有哪些特点呢？《伤寒借治论解读》完稿后，着力于其医案特点的综合研究，归纳为以下九点。

## 一、以经释案

所谓以经释案，即以《黄帝内经》之理论解释相关医案的具体案情。这是《伤寒借治论》之 50 则医案的共同特点与最大特点。该书之每一则医案，几乎都是先述案情诊治经过与疗效结果，随后另起一段，首言"论曰……"即旁征博引《黄帝内经》相关篇中之具体原文，并加以解析，以说明医案之审病辨证治法之思路，是根源于《黄帝内经》的经典原文之中。因此可以推断，张有章潜心经典，熟谙《黄帝内经》，才能将借用《伤寒论》之方而论治各科疑难重病的良效与《黄帝内经》原文联系起来。《伤寒杂病论》自序曰"勤求古训，博采众方，撰用《素问》《九卷》(《灵枢》的别称)……""古训"指什么？指古代流传下来的典籍。这就包括了《素问》《九卷》，即《黄帝内经》也。仲景之书，精于方药，略于理法。欲求其理法之源，必须求源于《黄帝内经》。仲景书全部原文，只字不言《黄帝内经》内容，殊不知《黄帝内经》之理法，隐蕴在"辨某某病脉证并治"的原文之中。做学问、读经典，要学会深思善悟，不能只停留在表面。现今研究经方有名气的专家教授，有的否定经方理论与《黄帝内经》的必然联系。我想，如果上述教授读了《伤寒借治论》全部内容，可能会有所反思。

以经释案，集中在以《黄帝内经》之经络理论与脏腑辨证理论解释医案，举例如下：

例一，"借小柴胡汤治腰痛证论"。本案以小柴胡汤治腰痛，在于学承《黄帝内经》，从经络辨证，以整体观念分析病情，从而认定患者证候"乃少阳枢折而病太阳阳明之腰痛也"。案语所述之胸胁两侧久痛不已，"渐见胸膈满闷欲吐"者，"此皆少阳之经病"为主；痛及腰部者，"此乃少阳之气病而引太阳之经亦病也"。总之，病之根在少阳，其波及阳明则"欲吐"，波及太阳之经则"腰痛"。治病求本，故"以小柴胡汤转少阳之枢，而达太阳阳明之气于外，虽不直治其腰痛，腰痛随之而愈矣"。此案是以《黄帝内经》经络理论指导辨证论治的案例。

例二，"借小柴胡汤治胁下坚证论"。本案以小柴胡汤治胁腹坚硬，如此疗效，缘于张氏熟识小柴胡汤证之主症特点，其审病辨证之理论，源于《灵枢》之《水胀》篇与《百病始生》篇的相关论述。总之，"此证乃胁下坚硬，邪积募原之少阳病也。……以募原为少阳所主……肠外之募原，为三焦所主，肉外之肌肉，亦为三焦所主，肠外之募原，既因寒客，卫气不通而成坚硬矣。……癖着募原，侵蚀正气，病在三焦，相火食气，精气为所侵蚀，面色所以黄而瘦也。"可用小柴胡汤治之者，以柴胡"能透达三焦之膏募，推陈致新"；黄芩"能清解躯形之浮热"；并以参、草、枣之甘补，扶正以攻积；姜、夏之辛散，既"佐柴、芩而驱邪"，又"行甘草、大枣之泥滞"。如此轻清、甘补、辛散平淡之剂，疗治腠理（《金匮要略》第一篇第 2 条曰："腠者，是三焦通会元真之处，为血气所注；理者，是皮肤脏腑之文理也"）坚硬之病，真乃鬼斧神工之力也。古圣良方用之得当，其效显著。此案是以《黄帝内经》脏腑辨证理论指导辨证论治的案例。

例三，"借白虎汤治头痛证论"。本案头痛之辨证，引录《黄帝内经》五篇相关原文解析之。其始因"三年前患伤寒后"，而目前证候，为太阳病治之不当，转属阳明也。头痛之诱因：日光曝之与向火，以日与火同类也。头痛之特点与兼症：一遇阳光与向火"即发头痛，痛甚则身热，热甚则口渴，渴甚则多饮，饮甚则作吐，吐已而头痛亦已。……适疾作，诊之脉浮而滑"。如此特点，为"内热因外热所触，内外相争"所致，总以阳明病而热蕴于内为本。"唯其痛在额前"，"以及环唇发赤，间生小疮"者，则为胃热循经上行于面之经脉病变。以其"胃足阳明之脉……挟口环唇……至额颅"也。治病求本，领悟了上述头痛之病因病机及发病特点，以白虎汤治之而愈。

例四，"借理中加附子汤治痀偻证论"。张氏于"论"中引录《黄帝内经》之《素问》与《灵枢》11 篇相关内容与《伤寒论·辨少阴病脉证并治》篇之相关内容分析之，最后总结说："此证脉象迟弱，大便溏泻，背偻胸挺，此脾肾两虚也。而飧泻先于痀偻，此肾衰由于脾虚也。故以理中加附子汤以治之。"该方"补脾温肾"，后天与先天兼补并调。

## 二、以论释案

张有章《伤寒借治论》全部医案最大的特点是以《黄帝内经》理论解释医案之审病辨证与治疗法则,这已如上述。其第二大特点为以论释案,即以仲景的《伤寒论》《金匮要略》之原文解释相关医案的审病辨证论治。仲景书将古圣先贤智慧的结晶——经方保留下来,传承至今。经方固然重要,原文之脉证也同样重要。因为,经方脱离了其适合治疗的具体脉证,则如无的放矢,再锋利的箭也不是好箭。这就是经方实践家们谆谆告诫的话:必须背诵原文,背熟原文是用好经方的基础。在此基础上深思善悟,学以致用,再勤求博采古今诸家之长,融会贯通之,此乃从古至今良医名家的"不二法门"。如此经验之谈,有志于学好经典、用好经方者,必须坚信不疑,落实在行动上。

以论释案举例如下:

### (一)平脉辨证论治三则

例一,"借大承气汤治不寐证论",此乃以仲景书平脉法辨"大实有羸状"之范例。本案之主诉:终日不食,终夜不寐。其病因:起于病后。其病史:已历两年。其问诊之具体病情,为胸膈胀闷、大便久溏、食量甚少且不知饥、进食偶多即不寐等;其望诊"黄瘦",即面黄体瘦也;其切诊"脉弦实",经文曰"脉弦者生,涩者死"(212),"脉实者,宜下之"(240)。患者病状稀奇,病情复杂,虚实夹杂,似乎虚象为著也。良医平脉辨证,三诊参伍以察,独具慧眼,透过表象,看透本质,诊断"此乃胃实不和症",以"大承气汤急下之,降其实热,救其真阴","下之正以补之也……一剂成寐,再剂食增"。

例二,"借真武汤治耳目聋盲证论"。此乃"诊得尺脉数而大"为"肾阳虚甚"之辨。本案患者"年逾五十,目盲耳聋……"张氏"诊得尺脉数而大……肾阳虚甚……乃以真武汤方与之,服之而效……接服三十余剂,不惟耳聪,目亦明"。如此良效,本可巩固疗效而延年。但患者"纳妾后尝服参茸以图尽欢",本为半百有余之人,如此以欲竭其精,以耗散其真,其结果是前功尽弃,"则耳无闻、目无见矣"。如此教训,可警示同类之辈反思、觉醒。张氏于"论曰……余遽以肾中阳虚为治者,盖据尺脉数而大耳"。脉之三部,尺脉属肾,此乃常识。而"尺脉数而大",如何诊断为"肾之阳虚"?笔者求之于先圣后贤之经典名著,以期答案。先说大脉:医圣曰:"男子平人,脉大为劳,极虚亦为劳。"后贤张璐注释说:"仲景以大则为虚者,乃盛大少力之谓。……病久气衰而脉大,总为阴阳离绝之候。"(《诊宗三昧》)具体该患者而言,尺脉大主肾虚无疑,而阳虚则寒,其脉当迟,为何反见脉数?张介宾回答说:"数脉之辨,大约有七……虚损有数脉。""凡患阳虚而数者,脉必数而无力……且凡患虚损者,脉无不数,数脉之病,惟损最多,愈虚则愈数,愈数则愈危,岂数皆热病乎?若以虚数作热数,则万无不败者矣。"(《景岳全书·脉神章》)张氏所论,言辞恳切,启蒙解惑也。

例三,"借真武汤治临风流泪证论"。此乃诊得"两尺沉微,肾之元阳衰微"之辨。本案患者"临风流泪",为常见之症。医者治之,多考虑肝开窍于目,肝属木,木生风,故从肝论治,谁能想到用真武汤治之呢?张氏平脉辨证,"告以可服真武汤方"而"愈"。张氏于"论曰……此症两尺沉微,肾之元阳衰微于下,虚火上漫,变成假热……遇天之风,天人相感……乃去于目而泣下矣。需要进一步探究的是:前案"借真武汤治耳目聋盲证论",为"诊得尺脉数而大";此案"借真武汤治临风流泪证论",为"诊其脉,两尺沉微"。为何浮(大脉则浮)与沉、大与微、数与迟截然不同,却皆判断为肾之阳虚,皆以真武汤治之而愈呢?前之"尺脉数而大"已于该案中引据先圣后贤之论而剖析之;此之"两尺沉微",则显而易见,以尺脉属肾,沉脉主里,微主虚衰。具体论之,张介宾《景岳全书·脉神章》说:"微脉纤细无神,柔弱之极……乃血气俱虚之候……而尤为元阳亏损,最是阴寒之候。"李中梓《诊家正眼》说:"微脉极细,而又极耎,似有似无,欲绝非绝。主病:微脉模糊,气血大衰。……左尺得微,髓绝精枯;右尺得微,阳衰命绝。"总之,肾之阳虚,其脉"两尺沉微",为病机之常;其"尺脉数而大",为病机之变。知常达变,随机应变,才是审病平脉辨证之高手。

### (二)审因辨证论治三则

例一,"借茵陈蒿汤治茎中割痛证论",此乃为审病求因,异病同治之范例。本案之茎中割痛证,审病求因,缘于宴请酬谢饮酒过量,又因过量服用瓜蒌薤白半夏汤。张氏引录《黄帝内经》、仲景书相关原文为据,并阐述异病同治之理,即"证候虽异,病因实同,故以茵陈蒿汤借治之,因而能获效也"。因此,中医识病论治,必须明理,方可治用经方而获取良效。

例二,"借小柴胡汤治肺痈证论",此乃审因善辨,活用经方之范例。本案所治肺痈之成因,始于"深秋患伤寒,发热恶寒而咳"之太阳病。医者误治之后,张氏接诊时证候:"小柴胡方证及少阳提纲诸证,几乎悉备。"其"少阳本症未解,肺中热郁而成"为"唾如脓血"之肺痈也。"小柴胡汤乃少阳经之方,肺痈为太阴经之病",方证迥然不同,又为何取效而"竟全愈"呢?张氏将自己"所悟"详加阐释,令人茅塞顿开,叹服不已!再从本案之因果、本标分析,"伤寒乃其本病,肺痈乃其标病,本病即得所治,标病亦自可瘳"。如果要问,《金匮要略》第七篇本有肺痈证治之方,为何不用之?这在案语已明文曰:"《金匮》所列诸肺痈证,悉无与合者,遂悟《伤寒论》小柴胡汤咳者加减之法,能括治之,令服十余剂,竟全愈矣。"如此治例可治,读仲景书,贵在熟悉全部条文,更贵在审因善辨而活学活用之也。

例三,"借理中汤治遗精证论",此乃博采仲景书、《黄帝内经》《易经》及儒学、释学思想等融会贯通之,以指导辨治。本案患者遗精,"旦则精必大泻,缠绵三月,困惫日甚,虑难生还"!肾精流失,损及神气,证见"颜䁂而瘦,步履艰难,且不欲食,食则腹满而痛,昼惟沉睡……令服理中汤,遂以获痊"。张氏用理中汤扶中焦,温脾土,补益其阳,固摄其阴,以借治此遗精证者,乃从《黄帝内经》《伤寒》《金匮》等书之精意而悟出者也"。诸如以"黄土汤治下血"、以"小建中汤治遗精",以及"《内经》密阳固阴,以治遗精"等受到启悟,考虑患者主因是遗精,目前主"证为脾土虚寒,法当温补脾土……以治遗精",理中汤为至当不易之良方,故服之获愈。由此可知,中医理论精妙无比,与中华传统文化息息相通也。

古今医家们将《伤寒论》之诊治体系归纳为"六经辨证"。深入研究可知,仲景书全部原文内容,既有经络辨证,又有脏腑辨证。张有章《伤寒借治论》之50个案例的分析,都是学宗《黄帝内经》与仲景书,以经络辨证与脏腑辨证去分析每个案例,从而借《伤寒论》之方治之而取效。如此作为谈何容易!这需要下苦功夫去攻读《黄帝内经》与仲景书也。

### 三、以心释案

什么"心"?仁爱之心也。北宋儒学家张载《横渠语录》之名言,横渠四句之首句曰"为天地立心……"即为天地确立起生生之心也。对医者来说,就应具有博爱济众的仁者之心,亦即孙思邈《大医精诚》所说的"大慈恻隐之心,誓愿普救含灵之苦"。张有章就是具有如此仁爱之心,"大慈恻隐之心"的楷模。如此仁爱之心就是中华人民共和国开国领袖毛泽东在《纪念白求恩》一文中评价白求恩的"毫不利己,专门利人"的崇高精神。毛主席进而解释说:"一个人能力有大小,但只要有这点精神,就是一个高尚的人,一个纯粹的人,一个有道德的人，一个脱离了低级趣味的人，一个有益于人民的人。"具备了这"五种人"的品质，就具备了"仁爱"之心；具备了如此仁爱之心的为医者，就具备了一个为医者的良好品质；具备了这样的品质，再有"志当存高远"的志向与终生为之的毅力，则一定会成为一名苍生大医。

践行仁爱之心的案例如"借四逆汤治目遽失明证论"。读罢此案，令人肃然起敬！张有章氏，真仁心良医也。其诊治经过，栩栩如生，感人之深，净化心灵。所治患者王某，家徒四壁，佣书谋生，饥寒交迫，穷困潦倒，食难饱腹，水泻颇久，伤阴损阳，生阳下脱，肾精不升，目睛失明矣。良医辨证虽准，方药虽精，但病者家贫，无资购药服之，奈何？良医之良者，不仅医术高明，并且医德高尚也。张氏二者兼备，亲自开方送药。如此至善之举，堪称楷模！此中医优良之传统也。

## 四、以"释"释案

前一个"释"字，指"释家"，即以"佛学"解释医案。笔者在 40 年前反复阅读《名老中医之路》(山东科学技术出版社)，老先生们说，学中医，以医为业，一定要有"菩萨心肠"。菩萨是什么心肠？就是要有佛心善念，放下自我，一切为了解除患者的病痛着想。张有章就是一位将佛心善念落实到医疗工作之中的慈善医家。张氏在《伤寒借治论》自序，开宗明义就说："孔子言立人之道，首重仁义；释迦言六度之行，不出自利利他。是人生之大，不出修己利人两端而已。虽然修己之道，教亦多术；至若利人之道，允以医学实为切要。余习医已历二十年，活人不下万计，推厥本心，莫非利人。"这是将儒学与佛学联系起来，其大义十分明确，即敬圣尊儒之道，"首重仁义"；敬佛修行之要，"修己利人……莫非利人"。张有章传承儒学"首重仁义"与佛学"莫非利人"的崇高境界，这与前文毛泽东主席评价白求恩"毫不利己，专门利人"的精神完全相同。

在自序的结尾进一步说明："余之精习医术，原思利人也。而余之著述此论，亦欲以利人之心，使利人者采纳吾说，转以利人也。"读至此，不禁肃然起敬！敬重张有章"精习医术，原思利人……著述……转以利人"的博爱胸怀与菩萨心肠。扪心自问，自己退而不休，坚持临证，著述不辍，不也正如张氏所言吗？

在以释家佛教指导临证方面，张有章《伤寒借治论》自序亦有论及。如在谈论"以矫今医之陋"说："余则独辟邪见，尊守圣言……"再如谈论活用经方借治各科病症说："他如劫量('劫量'是佛教用语，其抽象难解)之说，佛有明言，一增一减迁流(即变化)之常……"总之,张有章已将佛学禅机融入了自己的思想,指导临证。

## 五、以《易》释案

"医者,易也"。"易为医源",这是求索中医之源的共识。据考证,医家运用《易》解释病因病机者,始于春秋时期之秦国名医医和(见《左传·昭公元年》)。明代张介宾学承唐代大医孙思邈医论(见《大医习业第一》)说:"宾尝闻之孙真人曰:'不知易,不足以言太(大)医'。"张介宾说:"《易》具医之理,医得《易》之用。……医不可以无《易》,《易》不可以无医。"清代名医章楠说:"《易》为大道之源,医理、儒理俱在其中。"

《伤寒借治论》之"借真武去生姜加细辛五味子干姜汤治目中云障证论",论述的是一位目疾"云障"患者,求治于东北及京、津、沪各地名医,终无疗效。张氏接诊,亦茫然而无定见,遂潜心《黄帝内经》《易经》所论天、地、人变化之相应、相通的道理,联系所治患者之病情,因悟以真武汤加减化裁,取得良效。张氏对该案的分析,谈及《易经》,其"论曰……《大易》之卦,乾下坎上,云上于天,是谓之需,坎乃阴水,上斯为云,此可证云从地起,阴水所生之确据也。乾下坤上,天地交泰,是谓之泰,上下气交,和则为泰。此可知天吸云升,往而不返之为非也。"上述《大易》,即《易经》。

《易经》是中华民族传统思想文化中自然哲学与人文实践的理论根源,是古代汉民族思想与智慧的结晶,被誉为"大道之源",其广大精微,包罗万象。《易经·系辞上传》云:"易有太极,是生两仪,两仪生四象,四象生八卦。"八卦之名称:乾(天)、坤(地)、震(雷)、巽(风)、坎(水)、离(火)、艮(山)、兑(泽)。八卦相互组合,又构成、延伸为六十四卦。上述所谓"《大易》之卦,乾下坎上"与"乾下坤上",是讲的两个具体卦象。中医学之阴阳、五行、六经、八纲等基本理论,其思想之根源即《易经》。故古人云"易为医源"。美国哲学家卡普拉说:"可以把《易经》看成是中国思想和文化的核心。权威们认为《易经》在中国二千多年来所享有的地位,只有其他文化中的《吠陀》和《圣经》可以相比。它在二千多年中,保持了自己的生命力。"所言《吠陀》用古梵文写成,是印度宗教、哲学及文字之基础。《圣经》是犹太教与基督教的共同经典。有人说,"《圣经》是一本劝人为善的书"。亦有人说:"中国的圣经,即四书(即《论语》《大学》《中庸》《孟子》)、五经(《周易》《尚书》《诗经》《礼记》《春秋》)。"

总之，学习、研究任何一门科学，都应具备"志当存高远"之宏愿与气魄，才能有所作为。而从事中医也是如此，学好中医、传承与弘扬中医的奠基，应在"大道之源"——《易经》上下点功夫。

## 六、以意释案

"医者，意也"。《后汉书·郭玉传》："医之为言意也，腠理至微，随气用巧，针石之间，毫芒即乖，神存于心手之际，可得解而不可碍言也。"大意是说，医生看病需要聚精会神，才能明察秋毫。"医者，意也"这句话出自孙思邈的《千金翼方》，原文为："医者意也，善于用意，即为良医。"日本吉益东洞《古书医言》亦有"医者，意也"一语。《子华子》则曰："医者，理也；理者，意也。"隋唐年间医家许胤宗说："医特意耳，思虑精而得之。"总之，"意"者，就是要思维缜密，格物致知，匠心独运，传承创新。国医大师干祖望的理解十分精当，他认为"医者，意也"是治病三部曲：一是回忆。《灵枢·本神》中所谓的"心有所忆谓之意"，即"把你过去读过的包括经典著作在内的医药文献好好地回忆一遍"。二是思维（意用）。"把眼前的病和固有的技术综合起来思考斟酌"。三是决策（意断）。上述三部曲的基础是：多多读书（精读经典、博览群书）、勤于临证、善于思考、正确决断。张有章对经方的考究与运用的独到见解，即善于思维决策的体现。如他在《伤寒借治论》自序中说："窃尝考之上古方书，久失其传，仅《汉书·艺文志》载有《汤液经》出于商伊尹，而皇甫谧称仲景论伊尹《汤液》为十数卷，可知《伤寒论》乃伊尹之遗方也，又可知伊尹之遗方本非专治伤寒也。而仲景因著《伤寒论》集而存之，以著其用，推而演之以尽其变，则为仲景之借用也。推之伊尹制方，原欲括治百病，仲景借用乃以专治伤寒，抑六经诸证病情万变，仲景既难悉举，靡遗（没有遗漏）古方妙用泛应曲当。吾侪（chái 柴：同辈或同类的人）何妨因证借治，是故仲景借用伊尹之方，乃穷伊尹之变也，吾辈借用仲景之方，乃复伊尹之旧也。"

以意释案的案例如"借乌梅丸治小儿渴泻证论"。本案讲述诊治过程说："吴颖川辽阳医学研究会之会长也。晚年纳妾，仅生一子，才四岁，因出疹，服凉药过多，疹遂隐而泻不止，日用补脾利水法不应，反增手足时冷；疑为虚寒，用理中汤温补之，又增渴欲饮水，水入则泻，日夜无度。吴乞余往商之，但见吴子起卧不安，面赤唇红，手足冰冷，筋纹模糊。吴问寒欤热欤？余曰：兼而有之，未易言治，待余慎审，或能济之。正凝思间，吴之同会来者甚众，发言盈庭，无以有生理许者，吴益惧。余曰：无恐，嘱以乌梅丸如法服之，才服七丸，即能安睡，及醒，诸症如失。"

笔者之分析如下：本案幼儿出疹，反复误治，治成"坏病"！解危救困，殊属难矣！得遇良医，不被泛众议论所惑，"慎审……凝思"，其"论曰"分析疹毒误治之成因，坏病危候形成之机理，解危救困方药之妙用，服后转危为安之捷效，读之令人心明眼亮，豁然开朗！令人钦佩不已，感慨万千！为医难，为良医更难也。必胸中有万卷书，心中无半点尘，精勤临证，匠心独运，善于意象思维者，才能为医，才能成就良医。中医药神妙之功效，非良医莫为，此案为证也。

## 七、以艺释案

"医者，艺也"。我国远在周朝贵族教育体系中有"六艺"（礼、乐、射、御、书、数）之记载。这六艺即六种技能。中医是医术，也是人文科学，与中国传统文化中的琴、棋、书、画及儒、释、道、兵息息相通。"医者，艺也"盖出自宋代沈括《良方》序："医诚艺也，方诚善也，用之中节也，而药或非良，其奈何哉！"沈括原意是说治病五难之一别药之难。

以艺释案的案例如"借真武汤治遗溺证论"之医案，张有章意味深长地说："药犹字也，文章之妙，在乎善于联缀，立方何独不然？"并信心满满地说："守此即可全愈。"患者致谢云："经服方药如饮上池之水！"此乃良医善用经方者也。

如上所述，张有章氏可谓将"医者，易也；医者，意也；医者，艺也"三种境界融会贯通之良医，故取得临证之良效。吾辈应努力为之。

## 八、以和释案

"和"的本义是和谐。家庭成员之间、同学之间、同事之间、上下级之间、医患之间、同行之间，等等，都应讲究和谐。"和为贵"（《论语·学而》），这是儒家倡导的处世之道。老子《道德经》曰："上善若水。水善利万物而不争……"也是"和"的尽善尽美之境界。但"和"不是"和稀泥"，不是毫无原则的随波逐流，或同流合污。"和"在某种情况下是一种策略，是一种人与人的相处之道。

张有章与同行之间和谐相处的案例如"借乌梅丸治晕眩证论"。以下是其案例诊治过程（张氏病案分析内容省略）与笔者读案心得。

"陈廉刚，幼孤而鲜兄弟，母溺爱之。年方十五，忽患眩晕，日夜伏床，不敢转侧，动辄欲呕而烦，其母忧之。广延医治，言肝、言肾、言风、言火、言虚、言实，言人人殊，图治数月，方药杂投，迄无一应。延余诊时，适一老医马姓在座，见其案云：诊得尺虚关弦，病在肝肾，然肝火之上僭，缘乘脑髓之虚，髓根于肾，法当补肾生精，精足则脑髓充，脑髓充则肝火戢，以六味地黄汤主之。略于辨论，倨傲迈伦，余知彼不识症，不欲与争而去。病家听其言颇成理，服至三剂，眩晕大剧。复延余往，治以乌梅丸，越三日而愈。"

本案患者倍受溺爱，易任性而肝气盛也。所患"眩晕"之特征，与现今西医说之"梅尼埃病"颇相类。遍求多医，皆认证不准，方药杂投，故无疗效。马姓老医师所云，似不无道理，但服其药"眩晕大剧"，亦失于偏颇、臆测而辨证不明也。张氏熟读《黄帝内经》，指导临证，从"肝实"论治，以乌梅丸主之。

学习本案，除了张氏精于审病辨证论治之外，还有同行之间的相处之道，如"老医马姓……倨傲迈伦，余知彼不识症，不欲与争而去。……"如此明知老医诊治有误，却不与之争辩，不是明哲保身，而是不得已之策略。疗效胜于雄辩，患者服了老医所处"六味地黄汤"后眩晕反剧，张氏"治以乌梅丸，越三日而愈"。真乃既精于医，又善处世之良医！"温良恭俭让"，此儒家提倡的待人接物之准则，亦儒医所具有之风度也。

## 九、饱学鸿儒

《礼记·中庸》曰："博学之，审问之，慎思之，明辨之，笃行之。"这五点张有章都具备了。这从《伤寒借治论》之尹叙、贺序与凡例等内容便可知之。当时名人尹桐阳在《伤寒借治论·叙》评价说："广济张君文希，由儒而治医有年，出抒其经验之所得，著《伤寒借治论》二卷……桐阳见名而讶之……披读再四，始悉先生之论，执简驭繁，探微穷奥，益后承先……则不得不谓之扬医圣之传……此书盖千秋矣。"贺培桐在《伤寒借治论·序》评价说："文希先生特发明借治之法，创后哲所未窥，补前贤所未录……抗希前哲，牖启后人，当憬然其用心甚苦，操术甚神也。"张有章在《伤寒借治论·凡例》中说："余平生经治之证最多，兹仅以借用伤寒之方而验者，汇集以成。故凡用时方而愈者不录；用伤寒方悉如原证者不录；用伤寒一方同治一症虽痊数人，只录其一；又伤寒方前人已言能治某病仿用而验者，亦不录。历览古今医案，皆只详记证治，每于用方之意，隐而不宣。兹论所载每方之中，案以叙述其证候，论以发明其意旨。……兹论所载每一方中，必详搜博引，务求明切。"张氏于凡例的最后坦露了《伤寒借治论》为何仅取案例 50 则与用方 13 首之寓意说："古人著书，莫不寓意。兹论卷分上下者，取乎阴阳也；病列五十者，取乎大衍之数也；方用十三者，取乎八卦与五行之合数也。"

若全面评价张有章之业绩，则不仅《中庸》所述五点，尚应加上一点，即"善悟之"也。这在《伤寒借治论》自序可证实之。他说"窃尝考之上古方书，久失其传，仅《汉书·艺文志》载有《汤液经》出于商伊尹，而皇甫谧称仲景论伊尹《汤液》为十数卷，可知《伤寒论》乃伊尹之遗方也，又可知伊尹之遗方本非专治伤寒也。而仲景因著《伤寒论》集而存之，以著其用，推而演之以尽其变，则为仲景之借用也。推之伊尹制方，原欲括治百病，仲景借用乃以专治伤寒，抑六经诸证病情万变，仲景既难悉举，靡遗古方妙用泛应曲当。吾侪何妨因证借治，是故仲景借用伊尹之方，乃穷伊尹之变也，吾辈借用仲景之方，乃复伊尹之旧也。"

张氏以上论述，讲了三点：第一，商伊尹创制经方之初衷，乃"原欲括治百病"，"本非专治伤寒也"。第二，张仲景于东汉战乱频繁、瘟疫流行之际，"感往昔之沦丧，伤天横之莫救"，借用伊尹治诸病之遗方，"专治伤寒"与其前因后果之诸般病证。第三，张有章领悟了上述两点，"乃复伊尹之旧也"，又借用仲景"专治伤寒"之方，而"括治百病"。总之，张有章自序所论，可谓深思善悟者也。故谓其具备了《中庸》所述五点，尚应加上"善悟之"。张氏具备了这治学六点，以及前述他的医案九个特点，才成就了他的非凡业绩！

## 结语

以上归纳总结了张有章《伤寒借治论》之 50 个医案的九个特点，即以经释案、以论释案、以心释案、以"释"释案、以《易》释案、以意释案、以艺释案、以和释案及饱学鸿儒等。由此可以领悟为医之道的三个要点：①志在中医者应寻根求源。中医学的根本与精华是秦汉四大经典，"传承精华，守正创新"应以此为根基。②中医学是勤求博采人类文明成果的科学。医学既不是单纯的自然科学，也不是单纯的社会科学，而是以上二者密切结合的一门科学。根植于中华民族的中医药学，其产生、发展，乃至日趋成熟，与《易经》、道家、儒家及从国外取经而来的释家佛教密不可分，息息相关。因此，欲学好中医，在潜心中医经典、博采诸家名著的同时，应兼学《易》、儒、道、释诸家知识，以及现代医学与现代科学知识，才能开拓思路，高屋建瓴，才能在中医事业上有所作为。③中医成才依靠博学内修笃行。何谓"博学"？马克思在他卓越的科学研究中，深深感叹说"科学是奥妙无穷的"。必须精勤不倦，博极事物的源流，才可谓"博学"者。"内修"是指内在的修行，自我心智上的修炼。学习中医，没有内修的品质，就会坐不下来、钻不进去。只有具备"头悬梁，锥刺股"的学习精神，才能心静神定，深思熟虑，才能获取知识；知识多了，才能具备思辨善悟的能力，只有具备了这种能力，才能成为一个中医学者。在此基础上学以致用，"笃行"不怠，才有望在中医学的理论研究与临证工作中有所作为。锲而不舍，坚持不懈，终生为之，才能成为"大医"。

总之，有志于中医者，应学习张有章等古圣先贤的从医理念与宝贵经验，领悟并践行以上总结的"为医之道的三个要点"，定会成为出类拔萃的一代良医。

# 《伤寒借治论》石印本与手抄本对校的说明

　　我编著《〈伤寒借治论〉解读》所做的工作之一，就是以石印本为"底本"，以手抄本为"对校本"，经过事无巨细的认真对校，在校对的基础上深思熟虑的校正，努力确保该书符合作者原著之本来面目，如此则保证该书的准确性、可读性及易读性。关于手抄本与石印本的来历，我在"编写说明"里已经说清楚了。两个版本对校的内容有以下五个方面，最后是结语。

## 一、以石印本校正手抄本之误选述

　　《伤寒借治论》卷首有自序、尹叙、贺序、凡例。贺序之落款手抄本为"枣强贺湘南培识于津门寄庐"，石印本"培"后有"桐"字。查阅文献，贺培桐，字湘南。可知手抄本为漏写了"桐"字之误。凡例中说"余平生（手抄本作'生平'）经治之证最多……"据前后文，"平生"指平素，即有生以来，而"生平"则指一个人的整个生活过程。故以石印本为更准确。

　　借小青龙汤治哮证论之"……亦（手抄本作'未'，有误）甚轻"。

　　借真武汤治遗溺证论之"……夜睡常遗溺，溺已顿寤（手抄本作'寝'），满床渐洳，永不成寐（手抄本无'永不成寐'四字），寐必复遗"。显然手抄本为误字与漏句。"……卫气行于膏原，与太阳之气不（手抄本无'不'字）能相将以行，而卫阳亦虚也"。显然手抄本少了一个"不"字。

　　借理中汤治反胃证论之"……与《金匮》所谓跌（手抄本作'趺'）"，很显然，手抄本由于两个字之字形笔画相近而误写。

　　借四逆汤治目瞆失明证论之"……闲（手抄本作'闭'）谈其友王献廷"，显然，手抄本为误字。又，"客欵（为'款'的异体字，音义同款，于此为敲打，叩之义，手抄本作'疑'）"，手抄本亦为误字。

　　借真武去生姜加细辛五味子干姜汤治流注证论之"……是因流注遂病喘促也，何由用（手抄本以上三字作'何是由'）真武去生姜加细辛五味子干姜汤之能治喘促"？联系前后文分析，显然手抄本有误。

## 二、以手抄本校正石印本之误选述

《伤寒借治论》尹叙的落款，石印本为"常宁尹桐阳候青氏……"手抄本"候"作"侯"。查阅文献，尹桐阳，字侯青。可知石印本有误。

借小柴胡汤治腰痛证论之"……有人促诣（手抄本作'请'）余诊，余以病属于太（手抄本作'少'）阳经气等语告之"，前之"诣"与"请"字义相近，难说对错；后之联系上下文义，则以手抄本作"少"为对也。

借白通汤治大小便闭证论之"……不能约束而为下利，不能传送而闭便（手抄本作'便闭'）"，显然，以手抄本为确，而"闭便"非中医术语。

借真武汤治遗精证论之"觉于殷勤欵（为'款'的异体字）泠（手抄本作'洽'）"，"款洽"，亲切融洽之义，故手抄本为确。

借乌梅丸治晕眩证论之"……然证以诸风掉弦（手抄本作'眩'），皆属于肝"，对《黄帝内经》病机十九条原文熟悉者都可以判断，手抄本为确。

## 三、两个版本文词不同但非对与错者选述

两个版本凡是文字不同之处，皆于文中互校之，但不属于前述校正的对与错的其他各种问题，举例如下：

借真武汤治遗溺证论之"……曳以方中诸（手抄本作'之'）"，字虽不同而义含相近。

借白虎汤治头痛证论之"……此症（手抄本作'证'）虽为头痛"，多少年来，"症"与"证"在中医文献里没有统一用法。

借大承气汤治不寐证论之"……荣卫和偕（手抄本作'谐'），阴阳相将"，其前后文论述平人荣卫正常之运行。"偕"与"谐"两字读音相同，字义相近。《伤寒论》第53条曰："病常自汗出者，此为荣气和。荣气和者，外不谐，以卫气不共荣气谐和故尔。……"尊经以"谐"为准。

借理中汤治反胃证论之"……独宗《内经》之旨，借用仲圣（手抄本作'景'）之方"。曰"仲圣"，或"仲景"皆可也。

## 四、两个版本内容区别多者之医案

在《伤寒借治论》50个案例之内容区别多者,有两个案例,引录于下:

借真武汤治青盲证论之"论曰……一水谓肾之精也,五火谓五脏之气也,五脏阳气尽升于上,故谓之火,以阳即火也。肾主藏精(手抄本无'五脏阳气尽升于上……肾主藏精'之21字),五脏之精,流溢下行,是阴气尽并于下,故谓之水,以阴即水也"。上述内容是解析《素问·解精微论》中"一水不胜五火"之经文的病机,从所述前后文分析,显然是手抄本漏掉了"21字"。

借当归四逆汤治痫证论之"论曰……《大奇论》曰:肝脉小急,痫瘛筋挛。又岂非此痫症之脉象与(用于此同'欤',为语气助词,在此表疑问语气)?厥阴篇当归四逆汤之脉象,当归四逆汤之用意,与余治此痫症之用意,以及当归四逆汤兼治阴股痛、手足挛三者互同之据乎?见症虽同,病源不同,用方不必从同。见症虽异,病源不异,用方不必立异。余于此道,行之二十年,区区所得,亦以此耳(手抄本无'又岂非此痫症之脉象'至'亦以此耳'这一大段内容,却有《皮部论》曰:寒多则筋挛骨痛。余用当归四逆汤,治此拘挛者,盖取法乎是也'这29字)"。上述石印本内容,是解析中医学至关紧要的"异病同治法则"在本案诊治的具体运用。而手抄本缺漏这大段有价值的论理内容,却有"29"字之不同内容。为何?很可能是石印本完善了手抄本之内容。

借小青龙汤治疹证论之手抄本无此题目,却有与石印本相同的医案内容。但手抄本之"目录"有该题目,必是于此内文遗漏之也。

## 五、石印本弥补了手抄本缺漏之医案

在《伤寒借治论·卷下》,石印本有"借当归四逆汤治拘挛证论",手抄本"目录"中有该题目,但内文却无此题目与具体内容,这显然是缺漏者也。为何,肯定是手抄本在抄写过程中遗漏了。

## 六、结语

综合上述五点内容,深入思考,可以得出如下三点倾向性的结论:

第一,将石印本与手抄本两个版本互相校对,在文词上有许多不同之处。在认真校对的基础上,互相校正,这确保了本书的准确性、可读性及易读性。

第二，两个版本之内容，有两个案例之部分内容区别者为 21 字与更多文字；手抄本甚至有一个案例缺漏。因此，石印本内容较完善。

第三，综合两个版本异同之内容便可以判断：手抄本早于石印本。就从一般情理而言，已经有了公开出版的石印本了，没有必要再手抄之。那么，手抄本出于谁之手呢？笔者认为，或是作者张有章本人，或是张氏儿子张书勋，尚待考证。

# 校阅《〈伤寒借治论〉解读》读后感

## 对《〈伤寒借治论〉解读》的几点感悟

河北省邢台市清河马洪仕中医诊所　马洪仕

有幸于癸卯年先睹了吾师吕志杰教授整理、校注、勘误的清末民初医家——张有章先生撰写的《伤寒借治论》(以下简称《借治论》)。读后为这部凝聚着作者心血和智慧的著作,因故蒙尘、鲜为人知而感慨良多。幸运的是,吾师素爱藏书,发现了该书的手抄本,凭其多年研究仲景医学的专业素养,认定本书价值非凡,便决心将其整理出版,"为往圣继绝学",并名之为:《〈伤寒借治论〉解读》。

医者仁心,悬壶济世,但受益者终究为时空所限。若临证之余,将自己独到的济世之理法方药著述成书,则可使受益者无穷,这也是吾师的一贯理念,痴心于此,今已著作等身矣。惺惺相惜,故其不畏艰辛、夙兴夜寐,对张氏的著作原文做了四个方面的工作,即医案注脚、引经校注、读案心得、相关条文,其中"读案心得"一项,最耗心智,也最见学识。观老师此部分之行文,或为张氏之卓见击节赞叹,或补述原著之未述,或谆谆教诲后学……与原著相互发明,读来大有闻智者坐而论道,受益于不知不觉间之感。张先生若瑶界有知,对吾师此举,定会欣慰无比!老师这种为国医的传承"苦其心志""甘作人梯"的精神,感人至深。今不揣浅陋,将对该书的读后心得,分享给读者,以期共进,不当处恳望读者斧正。

## 一、"借治"之由来及对今人的启示

张有章先生在《借治论》序言中云:"《汉书·艺文志》载有《汤液经》出于商伊尹,而皇甫谧称仲景论伊尹《汤液》为十数卷,可知《伤寒论》乃伊尹之遗方也。"陶弘景在《辅行诀五脏用药法要研究》(衣之镖、衣玉品、赵怀舟编著,学苑出版社出版)中云:"外感天行,经方之治,有二旦(指大小阳旦汤、大小阴旦汤)、四神大小(指大小青龙汤、大小白虎汤、大小朱鸟汤、大小玄武汤)等汤。昔南阳张机,依此诸方,撰为《伤寒论》一部,疗治明悉,后学奉之。"据上述可知,仲圣所用诸方,古已有之,仲景以之治疗伤寒或杂病,本属借用。故张氏云:"是故仲景借用伊尹之方,乃穷伊尹之变也,吾辈借用仲景之方,乃复伊尹之旧也。"这至少给我们三点启示:①伤寒方可以治疗各科病,不必为伤寒所囿，这已经被古今医家的实践所证实；②经方的制方思想，传承了已经佚失的《汤液经》的制方法度，故研究经方的制方精义，是反向探求《汤液经》制方法度的门径；③张氏借治案例的成功，为我辈通过对仲景医学与《黄帝内经》(以下简称《内经》)密切关系的研究，来破解伊尹制方之奥秘，提供了可行性依据。

## 二、读《借治论》引发对仲景书"有方无论"、《内经》"有论无方"的思考

世人常以仲景书"有方无论"、《内经》"有论无方"为憾。对于前者，说是"无论"，只是仲景书中论述性之语言相对较少而已，绝非无论。医圣对医学的贡献在于创制了外感病、杂病辨证与经方紧密切合的体系，其著作的重点在述方证而不在论医理。这样做的好处，一是便于习用者仓促间学以致用，快捷地对患者进行救治；二是将经实践验证过的疗效可靠的治病方法直接告诉读者，而规矩准绳自在其中，起到了术以载道的作用。这种模式，用今天的话来说就是——易于复制。正是易于复制，才能使之迅速、广泛地传播和久远地传承，从而成就了其著作无可替代的经典地位。如此作为，于《伤寒杂病论》原序"撰用《素问》《九卷》……"等陈述中可知，其撰集的基础是《内经》。而今天，我们要弘扬仲景医学，拓展经方之运用，不仅要知其然，还要知其所以然，这就需要理论之解析，而医圣审病辨证论治之思想本源，即源于《内经》也。关于这一点，张有章书中"论曰"内容，就是对案例的解析，使仲景医学和《内经》理论得到了互证，这就解决了仲景书因少论而给研习者带来的困惑。

中医基础理论的奠基之作《内经》中只记载 13 方，因其本为医经家所著，对其"有论无方"不可苛责。纵观中医的发展史，理论的每次突破，多是后世医家对《内经》中的意旨有所领悟而取得的。如舍此而从医，无异于缘木求鱼或舍本逐末。观《借治论》用经方治疗的各种疑难杂病，取得了桴鼓之效，主要原因之一是得益于张氏对《内经》经旨了然于胸。从医案后的论述中得知，每案疗效的取得，或因熟悉该病《内经》所述之病理，或因熟悉《内经》所述外感、内生之邪的特性，或因熟悉《内经》所述脏腑功能、生理特征，或因熟悉《内经》所述经络循行之确切部位，而且往往举多篇内容、从多个角度进行阐述，旁征博引，以求证据确凿。将经方和《内经》之旨相结合，寻求用经方来解决《内经》所论之问题，这不仅拓展了经方的使用，也从一定程度上弥补了《内经》"少方"的不足，此乃《借治论》之又一价值所在。

仲景书详在方证而简于理论，《内经》详在理法而少缺方药，二者具有不可

分割的联系。《借治论》所载的50则医案和医论,恰是二者相得益彰的范例,这是对研究仲景医学者最大的启迪。理论属于道的层面,方药属于术的范畴,欲诣扶桑,无舟莫适,理论为人指引航向,方药就是到达彼岸的舟,欲成其事,二者缺一不可。

### 三、通过《借治论》领悟"异病同治"

在《借治论》中,张氏用13首经方治疗了50例患者,并取得了非凡的疗效,堪称"异病同治"的典范。其可贵的是诚如"凡例"中所言:"用伤寒方悉如原证者不录;用伤寒一方同治一症虽痊数人,只录其一;又伤寒方前人已言能治某病仿用而验者,亦不录。"这说明,本书50则案例具有原创性,对于如何执简驭繁、以不变应万变地临证具有启发意义。总结其是如何做到这一点的,也就明确了用同一首经方治疗不同病症的路径,今凝练两点,供读者参考。

一是心存六经、《内经》之旨,此乃"异病同治"的前提和基础。张氏在"序言"中引陈念祖所言:"《伤寒论》之六经,乃百病之六经,非伤寒所独也。"并告诫:"读者当随证按定六经为大主脑,而后认证处方,方得其真谛。"综观作者验案,可知先生心中早已构建了六经辨证体系。太阳、阳明、少阳、太阴、少阴、厥阴各经主病主症、病机、病势,所属脏腑、经络循行部位,经络与经络之间、脏与腑之间、脏与脏之间的联系,以及与之相关的方药等,均烂熟于心。更由于对《内经》经旨的谙熟,张氏在用六经辨证的同时,已将《内经》之旨运用于无形之中,以其佐证诊断和病机。先生辨证论治,或从病因入手,或从病位入手,或从兼证入手,或从天人相应之易理入手,每则医案皆能随心所欲而不逾矩。如此,则理法方药一气呵成,疗效自不待言。

二是掌握经方方药的精髓,此乃"异病同治"不可或缺的保障。众所周知,临证之际,在完成诊断、确定治法之后,最为关键的是处方遣药。处方,有选经方和时方之别,有用成方和自己组方之异,而张氏独爱用经方,自有其道理。张氏云:"而制方配药,事号最难,世传之方,无虑千万,求其能明阴阳造化之理,浮沉升降之旨,要唯《内经》十三方,《伤寒论》一百十三方,《金匮要略》二百四十三方,足以当之,余则不过汇集药品,了无意义。"可见张氏对古人和经方的尊崇、敬畏之情。又云:"何得谓方?唯是方之难于制配也。如此,方之难于尽美也;如彼,矧在吾侪材疏浅浅,草创新方,力实不逮,因袭古方识或可及,故于临证辄择古方而借治之,盖慎之也。"此论不仅说明了张氏爱用经方的原委，又可见张氏谦逊谨慎之风格。

正是由于张氏对经方的敬畏和钟爱，不妄薄古人，潜心学习，善于思考，掌握了经方制方之精义、药物配伍之妙理，以及每味药物之特性，验之临床才每取立竿见影之效。其于案论中讲述因何用某方、方中某药切合何种病情，无不令人叹服。比如借白通汤治大小便闭案，张氏据肾司二便、主开合、开窍于前后二阴、"肾脉急不得前后"之理，按脉症从肾阳虚、寒闭论治，处方用白通汤内服，"并令用生姜、葱白煮水盛于盆，坐蒸之"，取得了捷效。白通汤原治少阴病下利，张氏反用之治疗二便不通，这除了抓住了肾阳虚这同一本质、用附子干姜合力补肾阳而效专力宏外，更得益于熟悉葱白之特性。《神农本草经》谓葱茎"主伤寒寒热、出汗"，故知其有开发腠理、提壶揭盖之用，犹麻黄利尿之意也。这种灵感，全在一心。医者，意也，神妙如是！

## 四、精习医术以临证"原思利人"，著述"转以利人"的精神令人崇敬

"医乃活人之术"，张有章氏在《借治论》序言中云："余之精习医术，原思利人也。而余之著述此论，亦欲以利人之心，使利人者采纳吾说，转以利人也。"精习医术与临证皆为劳神之事。面对患者，必须全神贯注、如履薄冰，如此耗神费力，而又耽于解除患者之疾苦，无非"原思利人"，悲悯之心使然。著书立说，殚精竭虑，废寝忘食，焚膏继晷，兀兀穷年，又何尝不是苦差？苦而乐为，无非是为了"转以利人"，泛爱之心使然。《借治论》原作者张氏初衷如此，为之注疏的吾师之初衷亦如此。吾追随恩师卅年，与老师可谓忘年知己。老师献身中医事业可用六字概括：临证、教书、著书。人生各有履历，尽心尽力于所从之业，则足以值得我辈景仰也！

## 五、结语

吾师吕志杰教授，微信名为"仲景学究"，这足以说明其毕生追求。老师讷于言而敏于行，笃信身教重于言教。桃李不言，下自成蹊，仰其君子之风、仁爱之心，追随者甚众。求学时有幸于课堂聆听严师授业，毕业后其呕心沥血所著之书不仅悉数馈赠，还必于扉页手书寄语并签名鼓励鞭策，蒙受濡染至今。此次先贤张有章氏之《伤寒借治论》得遇吾师，并为之逐字校对注疏，从而使仁者之思想光大于斯世。相信本书的重新刊行，定能使杏林中人因领略经方之神奇而启智生慧以"利人"，如此，则又是苍生之大幸矣！

# 审病求因，异病同治之典范

## ——学习《〈伤寒借治论〉解读》有感

河北医科大学中西医结合学院中基教研室　谭展望

　　《伤寒借治论》是一本非常有特色的经方医案。作者张有章兼通儒、释、易，尤其注重《黄帝内经》与仲景之学的关联，以经解经，并落实于临床。书中记载了 13 首经方所治的 50 例验案，内容完整，各科具备。张氏每则医案，必审病求因，病因相同或病本相同者，故"以同一之药方，而统治不同之病症也"，这充分体现了中医异病同治的辨证思想。

　　可惜《伤寒借治论》只在几所老牌中医院校有"石印本"收藏，目前市面上未见正式出版。吕志杰老师有感于此书水平之高、价值之大，志在使"真金"发光，弘扬经典，遂以石印本为"底本"，以家藏手抄本为"对校本"，逐字逐句校正，又对书中每个医案进行分析，增加"医案注脚""引经校注""读案心得"三部分内容，终成《〈伤寒借治论〉解读》一书。经过吕师解读，更显本书超凡脱俗之价值、开悟心智之意义，非常值得品味和反思。笔者在读本科期间聆听吕师讲授《金匮要略》，随后攻读硕士、博士，乃至目前享受国家优才之培养，一直与吕师联系不断，师生情谊日深。有幸先睹本书之书稿，获益良多，仅以书中小青龙汤案 4 则为例，谈谈张氏活用经方治疗不同疾病的真知灼见。

　　**1. 忌思维定式**　临床既久，很容易形成一些思维定式，一见炎症就想到清热解毒，一见肿瘤就想到软坚散结，一见冠心病就想到活血化瘀等。这种思维定式往往固化了我们对疾病的认识，脱离了辨证的指导原则。张氏则不然，他十分注意避免许多医生常有的惯性思维。一般而言，目赤如朱，赤为火色，秋主燥气，"谓为燥火之症"。暴哑失音，最忌温燥，多嫌麻、桂、姜、辛之峻猛。哮证喘嗽，当属气逆，不离肃肺清肺利气化痰之药味。小儿疹证，"阳盛之人，禁服桂枝"，更是不外清凉退热之大法。张氏诊病，鲜被这些所谓的条条框框所约束，从不先入为主，实事求是，灵活施治。

　　**2. 详发病原因**　审病求因很重要，病因能给我们提供很多启发，虽然疾病在不断发展且时时变化，但原始病因往往是最关键的信息。张氏非常注重详问病因，了解疾病的来龙去脉，故能独具慧眼，准确把握。如朱案之目赤，始因外感风寒，"三月前忽觉头痛畏寒发热，至二三日寒热渐减，目白发赤"，是"外寒未解之故"，邪气上侵而目为之变。暴哑案，"曾于数年前，秋间宴于月下，直至既醉，夜阑始寝……晨寤，语即无声"，盖由贪杯至夜而醉，就寝后毛窍空疏，寒邪外袭，内感于肺，侵及会厌而成。哮证案，"其病之原，虽有多因，然而此症究系寒邪潜伏于肺"。疹证案，"此症初起，发热有汗，固以桂枝汤为对症之方"，据症求因，当属风寒，然而"延请他医，药以寒凉，抱以坚冰"，冰伏其邪，愈治愈剧。

**3. 审病理机制**　张氏审病机多以《黄帝内经》理论来解释，联系其具体原文，加以剖析，阐明思路。如朱案之目赤，张氏引用《灵枢》大惑论篇、五色篇及癫狂篇原文，"白为肺"，"赤为心"，论此证病机，"从其浅而言之，则为心火上乘于肺也；从其深而言之，实为太阳寒侵太阴也"。暴哑案，张氏引用《灵枢》忧恚无言篇原文，"会厌者，音声之户也。……人卒然无音者，寒气客于厌，则厌不能发，发不能下，至其开阖不致，故无音"。论此证病机，"故当属于肺，其为寒侵会厌可知也。肺既有寒，侵及会厌，会厌无权，开阖不利，遂成暴哑"。哮证案，诊为寒饮伏肺，卫外衰微，"肺为寒侵，既不能朝会百脉，输精皮毛，又不能通调水道，下输膀胱，津液不行，留滞为痰，凝集既久，结成窠巢……齁鼽有声，哮乃大作"。疹证案，"本病太阳之证，而不之治，更以抱冰迫之，形寒饮冷，伤其肺气，咳嗽乃作矣"。哮、疹两案中，张氏虽未具体引用《黄帝内经》原文，但论两证病机，显然也是遵循《黄帝内经》的思想。应该说，仲景《伤寒论》与《黄帝内经》有着密切关系，仲景之书，虽精于方药，略于理法，但探其理论源头还是出自《黄帝内经》的。《伤寒论》内容渗透着《黄帝内经》之理法。张氏谙熟《黄帝内经》，所以才能借用伤寒之方论治多种疾病而取得良效。

**4. 明方药功效**　用好经方的基础是谙熟经方，经方的功效主治、具体脉证及药物方解等，都是我们灵活应用的基础。脱离了仲景书谈论经方，那就是无的放矢。从本书中能够明显看出作者深厚的功底，张氏对经方的掌握，更是了然于胸。如朱案之目赤，其分析小青龙汤药物，"用麻黄、细辛、五味，以逐太阴之凝寒，即以散太阳之结热；用桂枝汤，以解太阳之寒热；用半夏、干姜，以治阳明之逆气"。暴哑案阐释小青龙汤"开发肺气，驱逐寒邪，不独可治本病之暴哑，兼可治变病之咳嗽矣"。哮证案借用小青龙汤"表里双解，二太俱擒，使其内外咸安"。疹证案辨析"桂枝入咽，阳盛必毙"，"乃指麻黄症，误用桂枝汤取汗者言耳，并非谓发热之盛不宜服桂枝汤也"。前医对方药一知半解，故至此谬误。由是观之，有志于学好经典、用好经方者，必须扎实经方基础，多读多背，持之以恒。

**5. 知前医教训**　高明的医生往往善于借鉴他人误治的教训，张氏记述案例诊治经过，对此体现得淋漓尽致。每则医案大多都会讲到前医的治则治法或具体方药，如朱案之目赤，"就医诊之……服药五剂，如羚羊、蝉蜕、白菊、黄连、连翘、石斛、生地等药，方方有之，证益险恶"；"前医又言……方用清润滋燥补水制火，颇合运气之理，既服前药，目赤如故"。暴哑案"延医治之，皆云中风，服药久之，反增咳嗽，自分难瘥，从此不治"。哮证案"出前医各方阅之，大半汇集开肺清肺利气化痰之品，殊无方意，宜其寡效"。疹证案"连更数医，用药虽有参差轻重不同，用意不外清凉退热一法，愈治愈剧，热反见盛，复增咳嗽"。张氏在罗列种种误治方案后，借鉴前医教训，详病因，审病机，尤其结合脉诊。如朱案之目赤"按之脉见迟滞"。暴哑案"脉极沉迟，寸口几不应指"。哮证案"诊之脉如缕"。疹证案乃五岁幼童，张氏精审病症特点、误治经过以救误，未言脉诊。总之，四案均为四诊合参，尤其重脉，平脉以辨证，拨云见日，独标己见，皆大胆应用小青龙汤，效如桴鼓，真良医也。

　　综上所述，笔者以小青龙汤案为例，介绍自己学习《伤寒借治论》的几点感受。书中内容丰富，观点新颖，可供挖掘的亮点还很多，希望更多读者能够认识本书的非凡价值，同时体会吕师《解读》的良苦用心，分享之、阅览之，向良医学习。

# 略谈中医理论和实践之我见

## ——《〈伤寒借治论〉解读》读后感

温州市中医院治未病科　张仕杰

今年年初，收到恩师吕志杰教授寄来书稿《伤寒借治论》，书稿为清末至民国时期医家张有章所著，全书载有经方医案 50 例，用经方 13 首，正如张氏在该书凡例所言："兹论卷分上下者，取乎阴阳也；病列五十者，取乎大衍之数也；方用十三者，取乎八卦与五行之合数也。"吕师一再教导我们必须对中医经典下一番苦功夫，只有如此，才能在医疗实践中处处逢源，得心应手。吕师是位典型的学者型中医，在中医领域，尤其是对仲圣之书的研究一直笔耕不辍，虽已著作等身，但仍践行着"研习经典，用好经方"之夙愿。《伤寒借治论》的手抄本有幸被吕师发现，在精心整理后分享给我们这些弟子们首先学习，并认真校阅。吕师要求我们在认真学习该书的同时，深入思考，撰写读书心得。该书内容，吕师已详细"解读"，弟子不复赘言。故将笔者阅毕该书后对中医理论和实践的一些感想，不揣冒昧，整理成文如下。

## 一、读案方知学识底

《伤寒借治论》是一部中医医案类医著。笔者认为，若以理论研究和临床实践对中医学家分类，中医理论家在临床实践中不一定出彩，但中医临床家多是中医理论大家。如清代名医叶天士，一生忙于诊务，无暇著述，其《外感温热篇》之初稿，为"所著《温证论治》二十则，乃先生游于洞庭山，门人顾景文随之舟中，以当时所语信笔录记"。即弟子侍游于舟中之笔记。该书成为中医学温病经典之一，开创了卫气营血辨证。还有，弟子华岫云等收集整理而成的叶氏医案著作《临证指南医案》，后世医家从中提炼整理的络病理论、胃阴理论等，为中医临床提供了新理论、新方法。以上种种，说明叶天士既是临床大家，也是理论大家。近代章太炎先生有言："中医之成绩，医案最著。欲求前人之经验心得，医案最有线索可寻，循此钻研，事半功倍。"强调了中医医案的重要性。医案是最原始反映医生医疗实践的文献资料，是最能反映医案作者学识的文献资料。如前文所讲的《临证指南医案》，就被后世医家不断学习解读，引申发挥，取得业绩。例如吴瑭《温病条辨》，即从叶氏医案中提炼出了温病名方银翘散、桑菊饮等。可见，我们可以从医案中探析作者遣方用药的机理与方法，并再次验之临床，以期提高疗效。

张有章著此医案医著，其意在该书序言中已详述其要，即"宁慎毋妄"，"用简御繁"，"还古人之旧"，"矫今医之陋"。纵观全书，以上四志确实为张氏本书之特点，之非凡价值。

中医的根在疗效。张氏身处于西学东渐的大时代背景下，当时出现了中西汇通与对中医不公平的待遇。张氏上述"四志"，以医案为中医振臂。如书中"借小柴胡汤治腰痛证论"医案，张氏以深厚的学识治愈了患者，患者由"尤信西医"转变为"始信中医"。笔者在临床上也遇到过因西医治疗乏效后才求治中医者，在中医治疗痊愈后，成为"中医粉"的患者。疗效才是硬道理，临床实践是中医学识的镜子，如刘渡舟先生在《名老中医之路》中引用《三国演义》诸葛亮舌战群儒所言："若夫小人之儒，惟务雕虫，专工翰墨，青春作赋，皓首穷经，笔下虽有千言，胸中实无一策。"指出"学习中医最忌纸上谈兵"。故中医的学问应立足于临床实践，不能做"空谈理论家"。不然，难免在医疗实践时露怯出丑。

## 二、化境才有变通功

张氏此书，选案精奇，正如该书《凡例》所言："余平生经治之证最多，兹仅以借用伤寒之方而验者，汇集以成。故凡用时方而愈者不录；用伤寒方悉如原证者不录；用伤寒一方同治一症虽痊数人，只录其一；又伤寒方前人已言能治某病仿用而验者，亦不录。"书中用方 13 首，而治疗案例 50 例，所涉及的病症繁多，但几乎都不是常见方证相应医案。刘渡舟先生高徒陈明教授所著《伤寒名医验案精选》和《金匮名医验案精选》精选了历代名医经方医案，多是方证相应医案。张氏该书与上述经方医案医著不同，观该书中经方医案，常有天外飞仙之意，而续读张氏"论曰"，又有豁然开朗之感。张氏以经方广泛地治疗杂病，是践行了以六经统百病，在案语中娴熟地引用《黄帝内经》之原文，阐述用方机理，可见张氏中医学识已臻化境。

吕志杰教授在《伤寒杂病论研究大成·绪论》中谈到了"用好经方的三个境界"："如果说'方证对应，应用原方'是必然王国的境界，那么，能够达到'随证加减，活用经方'者，已迈进自由王国的境界，而'善师古方，创立新方'者，已攀登上创新王国的境界了。"显然，张氏之学识是达到了"用好经方"的"创新王国的境界"了。但张氏并非创新方剂，而是在娴熟中医经典的背景下，将中医整体辨证论治运用到了极致，不再局限于"方证对应"，而是活用经方，拓展了经方的用途，这也是步入"创新王国"的一种方式。

### 三、他山之石来攻玉

"他山之石，可以攻玉。"张氏博采儒学、佛学、易学及西学，这样的学识背景造就了他对中医经方的独到理解，故《伤寒借治论》中以各学科的经典来进行论述。笔者认为，"经"者，经典之谓也。以中医的经典文献来注释解读是"以经解经"，用其他学科的经典，如儒学经典、佛学经典、《易经》等解读亦是"以经解经"，而以近代科学经典理论来解读中医也应是"以经解经"。

回顾历史，汉代以降，儒学作为官学，历代不乏医家用儒家经典来注释医典的，如清代徐大椿的医著《难经经释》，书中就广泛用儒学经典来论述注释。佛教作为汉代传入的外来之学，后来慢慢融入了中国传统文化，对国人的精神产生了不可替代的影响，甚至和中医文化结合产生了"佛医"。中医大家中也有不少佛学大家，如明代中医名家王肯堂，除了在中医方面成就斐然，著有《证治准绳》外，其医学思想受到了佛家唯识论的影响，并在佛学方面多有成就，著有佛学经典《成唯识论证义》《八识规矩集解》等。《易经》是中华传统文化经典，有《易经》是百经之首的说法。中医学与易学关系密切，一直有"医者，易也"的说法，药王孙思邈认为"不知易，不足以言太医。"笔者认为，儒、佛、《易》都是中国传统文化的一部分，以此来解读中医，都属于中国传统文化的内部"解构"，是在没有文化壁垒的基础上进行的。而采用西学来解读中医，此乃与时俱进之举，但应注重以中医为本，还是应该坚守"衷中参西"的原则。否则，难免成为"削足适履"之笑谈！

### 四、结语

《伤寒借治论》原文仅约4万言（吕师之"解读"约6万字），不是大部头的书，但细细详读，确有别开一面之感。张氏深厚的中医学识功底、灵活运用经方的独到经验，以及利用儒、释、《易》等对中医学的诠释，让笔者对中医理论和实践的认识上收获许多。"学经典，勤临床"是中医历代名医成功的必由之路，"传承精华，守正创新"是我辈中医任重道远之使命，这包含了理论和实践两大方面。如何去做？前贤张有章的这部《伤寒借治论》做了示范，很值得学习。

# 良医良师精神催我奋进，学深悟透经典助我临床

## ——习《〈伤寒借治论〉解读》心得

唐县中医医院肝胆脾胃科　贾庆宇

我人到中年，有幸跟师吕志杰教授学习，更是受老师恩宠，于《〈伤寒借治论〉解读》出版以前阅读该书的书稿，有豁然开朗之感。一经阅读，竟渐入佳境，如获珍宝。反复学习，每读一遍都有新的感悟，将书中案例结合临床，对我从事的职业有了更深的感触：要在中医道路上行得正、走得远，就要将中医经典学深悟透。深感中医文化浩瀚如海，自己好似一叶扁舟难达其悠远！但张有章师率先垂范，师从《黄帝内经》，借仲景之路径，指引了今后的奋进之路。《伤寒借治论》记录了 50 个医案，应用了经方 13 首。每则医案皆是首列以某某经方治某某病证，阐述病因病机、理法方药及疗效结果。随后以"论曰"对案例详加剖析，其论据充分，透彻精辟，内容引录《黄帝内经》及仲景书原文居多，间有儒家、佛家、《易经》之引录，旁征博引，条理清晰，令人感佩！张有章师涉猎广泛，博学多才，中医文化底蕴深厚，对《黄帝内经》和《伤寒论》研究的造诣极高，引领学术潮流，弘扬中医药文化。我作为新时代的后学晚辈，"高山仰止，景行行止，虽不能至，然心乡往之"（司马迁《孔子世家赞》）。同时也越发理解学中医、干中医必须潜心经典，精研原文的重要性。张师仁心仁术，时刻践行"人民至上，生命至上"的执业理念，成就一代救死扶伤、普济苍生的真中医、好中医，而不是唯名位财色是图的"医蠹"。德才兼备，以德统才，此乃古代诸多良医垂范之路，我辈应传承之，走好自己的路。

吕师精神可贵，爱读书、爱藏书，古稀之年没有"廉颇老矣，尚能饭否"的悲怆，而是"老骥伏枥，志在千里"，时刻不忘发掘中医文化宝库。吕师深刻领悟了"中医药学是打开中华文明宝库的钥匙"的真谛，在整理藏书时发现家藏的珍本《伤寒借治论》之手抄本，油然升起强烈的历史责任感，促使吕师坚定让"真金"重现光芒的决心，以弘扬经典与经方。吕师克服了诸多困难，逐字逐句对每个医案进行整理，查阅文献，请教师长，在干中学，认真"解读"每则医案，完成了添加医案注脚、引经校注等具体而枯燥的工作，极大方便了读者学习研读。最能体现吕师学术功夫的当属"读案心得"，这是吕师在对每一个医案精心研读、深刻领悟后编纂而成，本人拜读了全部书稿后，受益匪浅，领悟了中医经

典对临床的重要性。同时，深为吕师对学业一丝不苟、身体力行、精益求精的精神所折服。吕师沉浸于教学与临床几十个春秋，潜心经典，扎根临床，博览群书，慧眼识珠，借《伤寒借治论》公开发行，弘扬经方，惠及众生，实乃当代中医之幸事！感慨之余，再次为吕师高超精湛的中医经典理论、科学严谨的治学态度所感动。

我作为第五批全国中医临床优秀人才的一分子，应以张有章师、吕志杰师为榜样，学好中医药，用好中医药，做好中医药的传承、弘扬。《伤寒借治论》50则医案，每则案例辨证精确，疗效奇特，细细品味之，受益无穷。如"借理中汤治安胎证论"一案，患者"四遭半产"，第五次怀孕后，张师平脉辨证令其服理中汤，疗效称奇！患者为何多次半产，值得深思。张师论妊娠之胎气，原为男之阳精与女之阴血媾和而成，涉及心、胞肾、肝、脾胃等，审病平脉辨证，以理中汤治之获效者在于中和也。安胎莫贵乎养血，养血尤在补中，补中莫善于益气。治以理中汤，盖中和则气自足，气足则血自充，血充则胎自固矣。我感悟：中者，上下之纽，内外之枢，气机升降之关键，水谷精微布达之经纬。中者，中焦也，气血生化之源也，后天之本也。中气虚寒，化源匮乏，不能养胎，故理中汤之所以安胎也。深悟经典理论才能如张师那样效如桴鼓！

我的"优才"班主任孙光荣国医大师说过：走"坚持中西医并重，传承创新发展中医药事业"的新时代中医大道，就是"传承精华、守正创新"。因为，只传承不创新，中医不能与时俱进，不符合时代的需求；只创新不守正，中医不能"传承精华"，则很难保住中医药学之传统优势与特色。因此，中医必须传承精华与吸纳新知并举，才能长盛不衰。吕师强调，时代发展到今天，与时俱进，审时度势，中西汇通，或曰中西医结合是必要的，但作为中医学者与临床工作者，尚应坚守"衷中参西"的原则，不然的话，难免迷失自我，丢失了中医药的优势与特色。良师教诲，我将铭记于心，见之行动。

我们这一代年轻的中医人，要以张有章师、吕志杰师为标杆，"传承精华、守正创新"，让中医之仁术在心中培根铸魂，开花结果。我们应以中医临床思维为本，吸纳、融汇、贯通西医学与现代科技成果，为了中医药事业高质量发展潜心学习，努力工作，做出应有的贡献。

致敬经典！致敬良师！

# 溯本求源博采，内修笃行不倦

## ——读《〈伤寒借治论〉解读》有感

河北中医药大学基础医学院《金匮要略》教研室　葛美娜

　　张有章，民国时期医家，其著作《伤寒借治论》极具学术价值，遗憾的是仅孤本存世，今人知者、见者极少矣。所幸吾师吕志杰教授家藏手抄本，吕师慧眼识珠，费尽心力，将其整理并加以解读，以飨中医同道。在本书即将付梓之际，吾有幸先拜读书稿，不揣浅陋，谈些感想，不妥之处，请批评指正。

　　《伤寒借治论》共载 13 首经方，50 例验案，理法方药完备，说理丝丝入扣，读来醋畅淋漓，不忍释卷，吕师归纳总结为九个特点，即以经释案、以论释案、以心释案、以"释"释案、以《易》释案、以意释案、以艺释案、以和释案及饱学鸿儒等，并凝练为医之道的三个要点：①志在中医者应寻根求源。②中医学是勤求博采人类文明成果的科学。③中医成才依靠博学内修笃行。吕师劝诫有志于中医者，应学习张有章等名医先贤的从医经验，领悟并践行以上总结的"为医之道的三个要点"，定会成为出类拔萃的一代良医。谆谆教诲，铭记于心，现以张师之思路，循吕师之教诲，谈谈对"借小柴胡汤治瘰疬证"之心得如下：

　　**1. 原案转录**　邻妇，年二十许，性暴戾，初患瘰疬，余见之，许为治，不信，盖以此证中医能治者或寡也。久之，两耳前后及颈侧如累累然。往基督教医院，剖而取之，全愈始归。未几又发，复往取之，如是者三，旋取旋发，欲委不治，而颐日庞，颈日肿，形体渐瘦，月事不下，寒热往来，饮食日减，病势危急，又难悉听自然，乃复乞诊。其脉弦且紧，遂以小柴胡汤治之，伸伏明之火郁，而遂畅达之生机，揆与经合，仅服十数剂悉愈。虽然，人言西医手术最精，较之中医方药之妙，为何如耶？

　　**2. 瘰疬成因**　在古代文献记载中，瘰疬又称鼠瘘，其成因错综复杂，《灵枢•寒热》曰其为"外感毒气"所致，并曰"鼠瘘之本，皆在于脏，其末上出于颈腋之间，其浮于脉中，而未内着于肌肉，而外为脓血者，易去也。"首次提出瘰疬、鼠瘘病因病机为：外感邪气阻滞经络，而鼠瘘的病本在内脏，上出于颈腋之间为标。又如，《灵枢•经脉》记载："胆足少阳之脉，起于目锐眦……腋下肿，马刀侠瘿，汗出阵寒。"后世张仲景《金匮要略•血痹虚劳病脉证并治》篇载："马刀侠瘰者，皆为劳得之。"这是对内因的解释，可见，瘰疬的形成不外乎外感和内伤两方面，外感邪毒之气，内则脏腑功能失调，痰火或湿痰凝聚，肝胆气滞，三焦气化不利，痰结于颈项脉络，遂成瘰疬。

**3. 瘰疬治疗** 《灵枢•寒热》篇曰："请从其本引其末，可使衰去而绝其寒热。"即应从致病的根源着手来治疗，可以使毒气衰退，寒热的发作自能清退。《素问•骨空论》具体论述了鼠瘘的针刺方法。本案患者，"两耳前后及颈侧如累累然"。两耳前后及颈侧为手少阳三焦经和足少阳胆经循行之处，胆与三焦经脉相连。《素问•灵兰秘典论》曰："三焦者，决渎之官，水道出焉。"《难经•三十八难》曰三焦"有原气之别焉，主持诸气"。经文告诉我们，三焦为周身水液与诸气运行之通道。邪入少阳，三焦为之阻滞，水气不利，聚湿成痰，郁而化热，故用小柴胡汤和解少阳，疏利三焦，开肝胆之郁，故能推动气机而使六腑通畅，五脏安和。如是，瘰疬自消也。

**4. 异病同治** 我有幸作为第七批全国老中医药专家学术经验继承人，接受师带徒培养，临床侍诊吕师，老师主治病种中有瘿病及乳癖，这包括了现代医学所说甲状腺结节、单纯性甲状腺肿、甲状腺功能亢进、甲状腺腺瘤、甲状腺癌与乳腺结节、乳腺增生等病症。上述虽与瘰疬病名不同，但在发病机制上有某些共通之处，故临证中吕师根据异病同治的法则治之。如肝郁痰凝证，吕师常用"乳腺散结汤"化裁，以舒肝解郁，化痰散结；气虚血瘀证为主者，吕师喜用补阳还五汤为主方补气，活血，通络；阳虚血弱，寒凝痰滞证，吕师善用阳和汤为主温阳补血，散寒通滞。如此审病辨证论治，配合专方专药，临床效果颇佳。

**5. 导师告诫** 吕师常告诫我们，作为一名高校教师，欲为良师，必须多读书与多临证，二者不可或缺。每当临床中遇到瓶颈，带着问题读书，总会启发临证思路，有益于中医理论水平和临床技能的提高。古圣先贤，历代良医们留下了丰富的宝贵经验，是学之不尽的宝库。《〈伤寒借治论〉解读》无疑是一部临证佳作，很值得吾辈学以致用。

# 《〈伤寒借治论〉解读》读后三得

河北中医药大学第二附属医院治未病科　朱小静

导师吕志杰教授，勤于中医、精于中医，醉心于中医五十载矣。他在整理多年藏书时，发现了两本宣纸线装书，是以清秀的蝇头毛笔字写就的《伤寒借治论》。导师查阅之，作者为民国时期医家张有章。其内容颇有价值，该书目前并未有现行版本流通于市。如此珍宝，师细细回忆，竟不知缘起何时。在我看来，这也许就是上苍对老师的奖励，抑或是冥冥之中的安排。师不忍明珠蒙尘，躬身致力于其出版事宜。吾有幸在出版之前先睹为快！乃因师生之缘、吾师之厚爱矣。反复揣摩两遍，感悟颇深，总结三点如下：

## 一、学到了一种看病的方法

本人本科毕业后随吕师攻读硕士，虽资质愚钝，幸得导师教导，工作之初，尚不致手忙脚乱。然而随着时间的流逝，自知吾学之有限，临证虽偶有所得，但不成体系。读《伤寒借治论》，深刻领悟到六经辨证在疾病诊治过程中的作用。以前虽然知道辨证论治有八纲辨证、六经辨证、脏腑辨证、三焦辨证、卫气营血辨证等，但实际应用时却仅知皮毛，不得要领。张师 50 则医案，每则医案后均有"论曰"，以说明相关医案审病辨证治法之思路，细读之，颇受启发。其中不乏以"经"辨治者。例如，"借桂枝加附子汤治少腹痛证论"之"论曰：此少腹痛者，乃督脉及足少阴肾、足太阳膀胱三者，互引而成者也"。"借小柴胡汤治颈侧肿烂证论"之"论曰：颈侧为少阳经脉之部位，小柴胡汤为少阳清散之主方"。"借小柴胡汤治偏头痛证论"之"论曰……少阳经病，故额之两侧痛也"。不一而足。张师"熟谙《黄帝内经》"，才能用其理论解析以伤寒之方论治各科疑难杂病及危重症的机理。因此，若想在医技上更进一步，我必须补课《黄帝内经》，从而学会一种"新"的看病方法。

## 二、见识了一种医者的素养

仔细阅读《伤寒借治论》50 则医案，其每则医案，每一例均记载完整，读之使人犹如亲临其境，非有心之人不能至此。我刚工作之初，每份病例都手写，并复写一份，对一些有疑问的地方还会在查阅相关资料后备注，以利于下次诊治。然而随着医院电子化办公、电子病历的运行及自己的懈怠，这种日积月累式的经验积累和知识储备逐渐淡忘。读了《伤寒借治论》，我反思了自己这些年来作为医者的素养，虽然也十分重视患者，有一颗仁心，但似乎少了张师对中医之"虔诚之心"。张师之所以可以"借治"，无疑是建立在他对《黄帝内经》《伤寒杂病论》及许多医家之名著融会贯通的基础上，又学以致用，勤于临证，精心总结的结果。吕师从医近 50 年，用他自己的话说："开始十几年看不完的书，后来写不完的书。"笔耕不辍，至今著作等身，我辈望尘莫及。

### 三、领悟了一种中医的真谛

张师《伤寒借治论》给我最大的感受，就是它完美地诠释了中医辨证论治的真谛之一"异病同治"，这在本书中得到了充分的体现。比如真武汤，张氏先后用其治疗失眠、盗汗、癃闭、遗溺、青盲、耳目聋盲、临风流泪、喉症、遗精、阴肿，其加减方真武去生姜加细辛五味子干姜汤治目中云障、齿痛、流注等病证。所治病证涉及内科、耳鼻喉科、眼科、口腔科、妇科及男科各种病种，甚至是临床表现截然相反的癃闭和遗溺两个病。归根结底，无外乎病症不同，经望闻问切四诊合参，辨为相同的病机，则可以"同治"。想到跟师随诊的时候，老师一直强调审病辨证必须辨病性、辨病位，以及辨病势、辨轻重等，才能有的放矢。潜心阅读《伤寒借治论》，豁然领悟。跟师学习的根本，就是学习老师辨证论治之功夫！

我现又作为第七批全国老中医药专家学术经验继承人之一随吕师学习。老师将难得的学习机会一次又一次地给了我，真是荣幸之至。老师做学问至为严谨，对学生要求特别严格。其严谨的治学态度，从这本《〈伤寒借治论〉解读》与附文三篇可见一斑。本人将谨遵师训，以"虔诚"和"恭谨"之心，传承前辈之德与术。

# 校《伤寒借治论》书稿心得与疑点分析

河北中医药大学基础医学院《金匮要略》教研室　班光国

　　导师吕志杰教授发现家藏的手抄本《伤寒借治论》后，就将整理出版的想法告诉我。我十分支持老师之举，并见之行动，协助老师对该书之石印本与手抄本认真校对。我虽然校对了《伤寒借治论》原著，但记忆较深的是本书所运用的 13 首方剂。这 13 方分别出自太阳病、阳明病、少阳病、太阴病、少阴病、厥阴病等六经病篇章，即太阳病篇的桂枝加附子汤 1 案、小青龙汤 4 案、真武汤 13 案、白虎汤 1 案；阳明病篇的大承气汤 2 案、茵陈蒿汤 1 案；少阳病篇的小柴胡汤 7 案；太阴病篇的理中汤 8 案；少阴病篇的附子汤 2 案、白通汤 1 案、四逆汤 1 案；厥阴病篇的乌梅丸 3 案、当归四逆汤 6 案，全书合计医案 50 则。尴尬的是，原文所论述的医案与分析，几乎没有印象了。这着实惊诧了我！其他书籍，哪怕是《黄帝内经》，还有一些经典语句能够背诵得朗朗上口，这本民国时期出版的著作，为什么记不住呢？再次阅读本书，无论是医案的论述，还是分析的论述，都如老师所言之"六难"（"辨认之难、辨识之难、标点规范之难、理解序文之难、引经校正之难、所涉儒佛《易经》解读之难"）。也正是从这"六难"中看出，张有章医学造诣高深，熟谙中医经典，尤其对《黄帝内经》的研究具有深厚的功底。张有章的国学造诣也很深厚，他的思想境界源于孔孟之道，源于对儒、释与《易经》深入的研究。因此，每则医案的叙述与分析，都非同凡响地启迪读者审病辨证论治的思路，正如老师在编写说明中所说："其水平之高，价值之大，非凡也。"所以，阅读这部著作与其他著作不同之处在于，如果不经过反复研读，不经过独立认真思考，则难以真正理解，而灵活应用更是无从谈起。

　　本人学有心得，仅以前两个病案为例，将学习体会汇报如下。

　　**1. 原文摘要**　首案"借桂枝加附子汤治少腹痛证论"中，张氏说少腹痛源于督脉与足少阴肾、足太阳膀胱三经俱病，属于经络辨证。其言"膀胱为阳中之太阳，肾为阴中之至阴"，"督脉者，总督一身之前后，下原于少阴、上合于太阳"，"皮表为太阳表气所主，便溺为少阴肾气所化，太阳之气病，则身必恶寒；肾脏之经病，则溺时遗"。二案"借小青龙汤治目赤如朱证论"中，张氏认为"此症之目白赤者，从其浅而言之，则为心火上乘于肺也；从其深而言之，实为太阳寒侵太阴也"。论述其机理则"诚以太阳行身之表，皮毛为肺之应，故肺亦主于表，寒伤太阳之经，则头痛，甚则寒循经以入于目，干犯肺气，而目之白病矣。心与小肠为合，小肠导心火下交膀胱以化气，寒伤太阳之气则恶寒，甚则寒水之气，激动心火上炎，而目乃见赤矣"。

**2. 提出疑点**　论中案语曰"膀胱为阳中之太阳"，这令人生疑。《素问·六节藏象论》曰："心者……为阳中之太阳。"《灵枢·九针十二原》曰："阳中之太阳，心也。"《灵枢·阴阳系日月》曰："手之阳者，阳中之太阳也。""其于五脏也，心为阳中之太阳。"中医学认为，心与小肠相表里，故于经脉言，手之阳所指为手太阳小肠经；于脏腑言，则心为阳中之太阳。但张氏所指"阳中之太阳"实际上指的是足太阳膀胱经。《灵枢·本脏》曰："愿闻六腑之应……肾合三焦膀胱，三焦膀胱者，腠理毫毛其应。"可见，"皮表为太阳表气所主"，也是指向足太阳膀胱经。其言"督脉……下原于少阴、上合于太阳"中的"太阳"，所指也应该是足太阳膀胱经。

**3. 阳中之太阳为心辨**　从首案用方分析，桂枝汤发汗解肌，调和营卫，附子温补肾阳，散寒止痛。从《难经·十四难》所曰"损其心者，调其营卫"可知，桂枝汤可治疗病位在"心"的"太阳病"。太阳伤寒用麻黄汤发汗祛风散寒，也可看作是桂枝甘草汤（温通心阳）加麻黄、杏仁而成。由于肺主皮毛，加麻黄、杏仁，与风寒之邪侵袭皮毛，闭郁肺脏有关。而第二则医案之小青龙汤证，也可以看作是桂枝汤去生姜、大枣加麻黄、五味子、细辛、干姜、半夏而成。于此案之分析中说："此症之目白赤者，从其浅而言之，则为心火上乘于肺也；从其深而言之，实为太阳寒侵太阴也。"对应而言，心属太阳，肺属太阴。但张氏解释"心火上乘于肺"的病机为："心与小肠为合，小肠导心火下交膀胱以化气，寒伤太阳之气则恶寒，甚则寒水之气，激动心火上炎，而目乃见赤矣。"生理方面，从手太阳之小肠导阳中之太阳心之火下交足太阳膀胱以化气；病理方面，则从寒伤足太阳膀胱之经气，气化失司，则生寒水之气，通过小肠向上影响至心，心火不能下交，则上炎为患。个人感觉，这个解释稍嫌迂曲，不如直接从阳中之太阳心的角度进行论理更简明。

**4. 小结**　总而言之，张有章潜心研究《黄帝内经》《伤寒论》及博大精深的中华传统文化，在临床应用过程中深入思考与思辨，提出了自己独特的见解。这些见解新颖而切实，也可能存在着某些值得质疑的地方。但可以肯定的是，张氏医案都是基于临证真实疗效之总结。只要临床上取得优良的疗效，切实解除了患者病痛之经验，吾辈都应该珍惜，都需要认真地学以致用，以"传承精华,守正创新"为己任。

**吕按** 读弟子班光国本文内容,有必要畅所欲言如下:小班一字一句地协助我认真校对《伤寒借治论》两个版本,功不可没。校对一遍"几乎没有印象",这是说真话,可以理解。因为,校对版本与潜心学习着眼点不同。"再次阅读本书"书稿,是为了撰写"读后感",反复研读,深入思考,学有心得,并发现了"疑点",加以分析。小班提出的"疑点"之处,确实不合经典论述。为何?是张有章"智者千虑,必有一失"之失误,还是另有心思?难于判断。我认为,张氏精通《黄帝内经》,不会不明了"心为阳中之太阳",而此案曰"膀胱为阳中之太阳",联系其前后文义,很可能是一种特殊论述之语境的论述。但有一点可以肯定,智者千虑,难免有失,更何况印刷过程中也难免有误。因此,对《伤寒借治论》之原文,认真读之,思而不解者,理应提出质疑,若囫囵吞枣,难得真知。

我在此特别说明:对于我加入的"解读"内容,恳请读者们质疑,批评指正,以利再版时有则改之。著述精益求精,此乃我一贯追求的目标。

# 作者张师精湛的医术与高尚的品德激励着我们

## ——读《〈伤寒借治论〉解读》有感

北京市通州区梨园社区卫生服务中心　管媛媛

北京中医医院平谷医院　张春阳

自古以来，各朝代医家对于《伤寒论》的研究名家辈出，金代医学家成无己《注解伤寒论》《伤寒明理论》开其端，至清代医学家柯琴著《伤寒来苏集》与尤怡著《伤寒贯珠集》等，历代诸多医家皆对《伤寒论》的发掘、传承与弘扬做出贡献。

历代医家对《伤寒论》中经方的发挥运用数不胜数，而民国医家张有章对《伤寒论》之方的运用独具一格。其著作《伤寒借治论》全书以经方 13 首治疗验案 50 例。其医案精辟，病种多样，为其撰写序文的尹桐阳赞曰："先生以借治而疗百病，施诸实际，功效昭然，迥匪空谈所可比拟。"张氏行医二十余载，治疗的患者数以万计，凡属借用《伤寒论》原方获效者详细记录而成此书，是其毕生医术之精华。张氏所著书籍，现存在世的仅有《伤寒借治论》石印本之珍本与《伤寒论讲义》（现分别收藏于北京中医药大学与中国中医科学院图书馆古籍室）。若如此珍贵书籍沉寂，岂不是中医界一大损失？吕师在整理家藏存书时偶然发现《伤寒借治论》的手抄本，书中案例精辟，经验独到，甚喜！吕师爱书心切，又不忍如此之宝贵经验就这样束之高阁，历史责任感涌上心头，决心整理出版，特在尊重原意的基础上下大功夫、苦功夫，力图使之重新绽放光芒。本人在本书出版之前阅读其书稿，从其字里行间可知，吕师为此书的整理、编写付出了巨大努力，真乃呕心沥血之作！本书"附文"之一张有章《伤寒借治论》之医案特点述要，吕师归纳了九点：以经释案、以论释案、以心释案、以"释"释案、以《易》释案、以意释案、以艺释案、以和释案、饱学鸿儒等。如此精细的总结，可见吕师用功之深！学生在读本科时就多次聆听吕师开设的选修课（当时吕师已退休）、讲座。读研期间与工作以来，已经七八年了，多次校阅老师书稿，深得老师教诲，深知老师献身中医事业的虔诚之心。张师志洁行芳，吕师何不如此，总结三点：

### 第一，治学严谨，审慎明辨

《伤寒借治论》一书立意新颖，价值非凡。吕师以石印本为"底本"，以手抄本为"对校本"，逐字逐句反复对校，存疑之处广泛查阅古代典籍寻找依据，确保解读符合作者原著之本意。并且对原文的生僻字、通假字、偏义复词等均做详尽解释，不仅便于读者能够准确理解作者原意，还能提高读者古汉语水平。

### 第二，夜以继日，夙兴夜寐

从张有章之生平史料可知，他曾被邀从家乡湖北广济赴"京师融会中西医学讲习所"主讲《伤寒论》，这可知他在当时的学术地位。吕师亦心系编著，致心一处，焚膏继晷。笔者参加了 2023 年 9 月吕师主导的河北中医药大学与中华中医药学会共同主办的《经方临床应用研修班》，看到吕师虽心身俱疲，仍在办班两天全程主持讲座、总结点评、亲自讲座、统筹全场。看着吕师瘦削的身体，这是为了中医事业、为了弘扬经典经方鞠躬尽瘁之映照！

### 第三，精诚之处，回馈读者

吕师在《伤寒借治论》每个病案后均加上"读案心得"，对张氏医案加以解析，内容翔实，观点新颖，以期启迪读者。例如在对"借真武汤治癃闭证论"与"借真武汤治遗溺证论"两案，吕师深入阐发真武汤既治疗癃闭，又治疗遗溺的诀窍所在，让读者深刻体会到中医异病同治，治病求本的奥妙。这足以说明张师的超凡临证造诣。吕师对《伤寒借治论》加上了"附文"三篇，帮助读者了解张有章之生平、学术思想、医案特点及石印本与手抄本校对等事宜，足见吕师精诚之处。

《伤寒借治论》旨在扩展伤寒经方之运用，对后人临床运用经方具有启迪和借鉴的作用。吕师之整理、发挥，对张氏经验的发掘与传承裨益良多，使其价值更上一层楼。如此价值非凡之作，期待新书早日付梓。